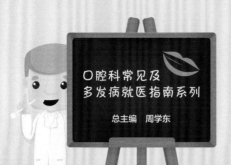

口腔科常见及
多发病就医指南系列

总主编 周学东

唇腭裂

就医指南

主 编 石 冰

副主编 李 杨 朱洪平 王 麟

傅豫川 尹宁北 周 炼

人民卫生出版社

图书在版编目（CIP）数据

唇腭裂就医指南 / 石冰主编 . —北京：人民卫生
出版社，2019
ISBN 978-7-117-28156-0

Ⅰ.①唇… Ⅱ.①石… Ⅲ.①唇裂-诊疗-指南②裂
腭-诊疗-指南 Ⅳ.①R782.2-62

中国版本图书馆 CIP 数据核字（2019）第 030092 号

| 人卫智网 | www.ipmph.com | 医学教育、学术、考试、健康，购书智慧智能综合服务平台 |
| 人卫官网 | www.pmph.com | 人卫官方资讯发布平台 |

唇腭裂就医指南

主　　编：石　冰
出版发行：人民卫生出版社（中继线 010-59780011）
地　　址：北京市朝阳区潘家园南里 19 号
邮　　编：100021
E - mail：pmph @ pmph.com
购书热线：010-59787592　010-59787584　010-65264830
印　　刷：北京顶佳世纪印刷有限公司
经　　销：新华书店
开　　本：710×1000　1/16　印张：11
字　　数：157 千字
版　　次：2019 年 4 月第 1 版　2019 年 4 月第 1 版第 1 次印刷
标准书号：ISBN 978-7-117-28156-0
定　　价：75.00 元

打击盗版举报电话：010-59787491　E-mail：WQ @ pmph.com
（凡属印装质量问题请与本社市场营销中心联系退换）

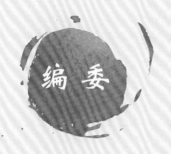

编 委

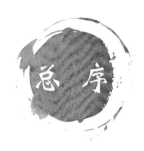

总　序

口腔是人体的第一门户，牙是人体最坚硬的器官，承担着咬切、咀嚼、发音、言语、美容、社交等生理功能。人们常说，牙好，胃口好，身体就好。口腔健康是人体健康的重要组成部分。2017 年公布的第四次全国口腔健康流行病学调查结果显示几乎人人都存在口腔问题。口腔常见病主要有龋病、牙髓病、根尖周病、牙周病、唇腭裂、错殆畸形、牙缺损、牙列缺失、口腔黏膜癌前病损、口腔癌等。口腔慢性病如龋病、牙髓病、根尖周病作为牙源性病灶，可以引起全身系统性疾病；而一些全身性疾病，如血液系统疾病、罕见病等也可在口腔出现表征，严重影响人体健康和生活质量。为提高百姓口腔卫生意识、促进全民口腔健康，我们编写了一套口腔科普图书"口腔科常见及多发病就医指南系列"。

本套书一共 12 册，细分到口腔各专业科室，针对患者的问题进行详细讲解，分别是《牙体牙髓病就医指南》《牙周病就医指南》《口腔黏膜病就医指南》《唇腭裂就医指南》《口腔颌面部肿瘤就医指南》《颜面整形与美容就医指南》《牙种植就医指南》《口腔正畸就医指南》《儿童牙病就医指南》《镶牙就医指南》《拔牙就医指南》《颞下颌关节与面痛就医指南》。主编分别由四川大学华西口腔医院、北京大学口腔医院、空军军医大学第三附属医院、中山大学附属口腔医院、南京医科大学附属口腔医院、中国医科大学附属口腔医院、广州医科大学附属口腔医院的权威口腔专科专家组成。

本套书以大众为读者对象，以患者为中心讲述口腔疾病的就医流程和注意事项，以症状为导向、以解决问题为目的阐述口腔疾病的防治，以老百姓的用语、接地气的语言将严谨、科学的口腔医学专业知识转化为通俗易懂的口腔常见病、多发病就医知识。具体有以下特点：①主编为权威口腔院校的知名专家、长期在口腔科临床工作的专科医生，具有多年行医的经验体会，他们在医学科普上均颇有建树；②编写时征询了患者对疾病想了解的相关问题和知识，采取一问一答的形式，以患者关心的角度和内容设问，用浅显的、易于理解的方式深入浅出地介绍口腔的基本知识，以及口腔常见病的病因、症状、危害、治疗、预后及预防等内容；③目录和正文内容均以患者就医的顺序，按照就医前、就医时、就医后编写疾病相关内容；④内容通俗易懂，文字生动，图文并茂，适合普通大众、非口腔专科医生阅读和学习；⑤部分图书配有增值服务，通过扫描二维码可观看更多的图片和视频。

编写团队希望读者认识口腔，提高防病意识，做到口腔疾病早预防、早诊治。全民健康从"齿"开始。

总主编　周学东

2019 年 1 月

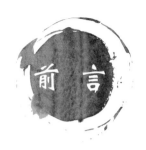

前言

作为一名从事唇腭裂临床诊断与治疗30余年的医生，经历了各种接诊过程和感受，使我对患者的就医习惯与医院医疗和管理体系间的差异有较全面的了解与认识。我发现造成这些差异的原因虽有医疗系统体制上的原因，但更为重要的是由于患者或家属对就医流程不熟悉，相关医学常识和疾病知识欠缺。不少患者来医院之前，没有任何关于唇腭裂知识的准备，或者道听途说地检索一番，犹如盲人摸象，一知半解，耽误了不少时间，甚至错失了最佳就诊时机。尽管在如今自媒体发达的时代，已有一些医护人员和网站开设了唇腭裂相关知识的介绍，但信息零碎而陈旧，准确性和权威性极低，有时甚至出现对一个医学现象和问题相互矛盾的解释，不仅让患者困惑，也给医疗工作制造了很多不必要的干扰。诸如此类，不胜枚举。所以，编写一套既能为大众普及医学知识，又能让患者按图索骥，了解自身疾病的治疗常识和方法，并且学术知识严谨科学，语言通俗易懂，适合我国患者就读的权威就医指南迫在眉睫。此外，通过阅读指南，患者在就诊和治疗时对疾病已经有了基本的了解，也有利于医患沟通，节省双方的时间，从而避免不必要的医患纠纷。

唇腭裂的高发生率和广泛的危害性以及长期序列治疗的特点，使其有别于其他疾病，其畸形涉及器官形态畸形、功能障碍、生长发育变化和身心健康等，囊括了现代医学对疾病治疗的各个方面，多学科、多专家、持续性合作的序列治疗模式，至今仍是众多疾病治疗模式的范本。欲完成如此复杂的治疗过程，达到最佳的效果，除了医疗人员的努力，也需要患者及其家庭的努力与配合。对疾病的治疗方法和预期效果有共同的认识，彼此尊重，平等沟通，才能相互理解与促进，最终使患者受益。

如何将治疗流程与操作繁多的唇腭裂多学科序列治疗知识用最科学、简单的方式呈现出来，是本书编写的重要环节。在反复讨论的基础上，经大家集体协商，最终确定了按照疾病的医学发生过程与治疗流程，尽可能用贴切于医学术语的同义词来描写。同时，在目录编排时，按照临床最常见问题的顺序进行编排，方便患者一目了然地查阅到自己想了解的医学问题。为了确保本书的质量，编写专家均选自全国著名的唇腭裂治疗单位，分工协作，充分讨论，统一观点与认识，有效保证了本书的科学性、权威性和先进性。

此外，为了便于全国各地患者就近就医，我们还详细收集汇总了中华口腔医学会唇腭裂专业委员会（原唇腭裂诊治联盟）医疗单位的就诊信息，便于患者与各地的医疗单位联系。

医疗需要与时俱进，丰富、细化和更新相关内容，为患者提供科学、便捷的就诊信息和渠道，坚持不懈地营造温暖、融洽的就医环境，提供高品质的医疗技术，真正成为患者的良师益友，是医务工作者不可推卸的责任和使命，我们一直在努力。

石　冰

2019 年 1 月

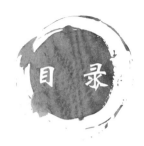

目录

01

第一章
唇腭裂概况

第一节　唇腭裂基本知识 ... 1

1. 什么是唇裂？ ... 1

2. 什么是腭裂？ ... 3

3. 唇裂跟孕期食用兔肉有关系吗？ ... 4

4. 腭裂是因为孕妈妈打碎碗或者使用了剪刀，冲撞了"胎神"造成的吗？ ... 6

5. 世界上有多少唇腭裂人群？ ... 7

6. 唇腭裂孩子会笨吗？ ... 7

7. 唇腭裂孩子容易夭折吗？ ... 8

第二节　唇腭裂的遗传咨询 ... 9

1. 谁该为胎儿的唇腭裂负责？ ... 9

2. 唇腭裂是否会遗传？ ... 9

3. 如何计算一个由父母及子女组成的小家庭中新出生唇腭裂患者的概率？ ... 10

4. 如何预防唇腭裂发生？ ... 10

第三节　唇腭裂的早期诊断与准备 ... 11

1. 怀孕期间如何早发现唇腭裂？ ... 11

2. 产前超声检查诊断唇腭裂的最佳时间是什么时候？ ... 12

3. 早期检查能否确定唇腭裂的严重程度？ ... 13

4. 早期检查后是否可以治疗唇腭裂？ ... 14

5. 早期检查发现唇腭裂后应何时与医院联系？ ... 14

6. 待产前父母需要哪些准备？　... 14

第四节　唇腭裂患儿的治疗安排 ... 15

1. 唇腭裂治疗能达到什么效果？　... 15

2. 如何达到最佳的治疗效果？　... 16

3. 序列治疗为什么需要遗传咨询师？　... 17

4. 序列治疗为什么需要儿童发育评估师？　... 18

5. 序列治疗术前为什么需要正畸科医生？　... 19

6. 序列治疗为什么需要麻醉科医生？　... 20

7. 序列治疗为什么需要口腔科医生？　... 21

8. 序列治疗为什么需要外科医生？　... 21

9. 序列治疗为什么需要语音师？　... 22

10. 序列治疗为什么需要耳鼻咽喉科医生？　... 23

11. 序列治疗为什么需要心理咨询师？　... 23

第五节　唇腭裂父母的心理咨询 ... 24

1. 为什么要关注唇腭裂患者及其父母的心理？　... 24

2. 准父母如何正确面对胎儿是唇腭裂的情况？　... 25

3. 唇腭裂患儿出生前孕期母亲的心理调节方法有哪些？　... 26

4. 唇腭裂患儿出生前准父亲的心理建设有哪些？　... 26

5. 唇腭裂患儿家长在何种情况下应接受心理检查与治疗？　... 27

02

第二章
婴幼儿期唇腭裂的治疗项目与方法

第一节　唇腭裂患儿的喂养 ... 29

1. 为什么部分刚出生的唇腭裂患儿不会吃奶？　... 29

2. 唇腭裂患儿可以母乳喂养吗？　... 29

3. 如何正确喂养唇裂患儿？　... 30

4. 如何正确喂养腭裂患儿？　... 31

5. 唇腭裂专用喂养工具有哪些？　... 32

6. 如何避免唇腭裂患儿呛奶？　... 33

7. 婴儿呛奶了该怎么办？　... 33

第二节 婴儿期一期手术前的正畸治疗 ... 34

1. 什么是婴儿期术前正畸治疗？ ... 34

2. 哪些患儿需要接受婴儿期术前正畸治疗？ ... 36

3. 婴儿期术前正畸治疗的时机和方法是什么？ ... 36

4. 婴儿期术前正畸治疗的流程是什么？ ... 36

5. 关于婴儿期术前正畸治疗，家长需要了解哪些注意事项？ ... 38

6. 如何正确清洁和保养正畸矫治器？ ... 39

7. 戴用矫治器可能出现哪些不良反应？如何处理？ ... 40

第三节 唇腭裂手术的麻醉 ... 42

1. 为什么做手术时需要麻醉？ ... 42

2. 唇腭裂手术有哪些常用的麻醉方式？ ... 42

3. 如何选择麻醉方式？ ... 43

4. 全身麻醉对孩子的大脑有损伤吗？ ... 44

5. 麻醉前需要哪些准备？ ... 44

6. 唇腭裂手术有哪些麻醉风险？ ... 45

7. 全身麻醉术前的饮食有哪些注意事项？ ... 46

8. 禁食期间偷偷给孩子喂食有什么危害？ ... 47

9. 全身麻醉就是注射催眠药吗？ ... 47

10. 全身麻醉后有哪些注意事项？ ... 50

11. 小下颌唇腭裂患儿麻醉与普通唇腭裂患儿麻醉有什么不同？ ... 50

12. 唇腭裂手术有时麻醉不成功的原因是什么？ ... 51

13. 多次麻醉对身体健康有什么影响？ ... 51

第四节 唇裂的手术治疗与围手术期护理 ... 52

1. 孩子多大年龄时修复唇裂最好？ ... 52

2. 错过了唇裂手术的最佳年龄有什么影响？现在该怎么办？ ... 52

3. 唇裂手术是大手术，还是小手术？ ... 52

4. 唇裂手术是直接拉拢缝合，还是要取身体其他部位的组织来填补裂隙？ ... 53

5. 唇裂手术复杂吗？ ... 53

6. 唇裂手术有什么风险？ ... 53

7. 单侧唇裂一期手术怎么做？ ... 54

8. 双侧唇裂一期手术怎么做？ ... 54

9. 为什么一期手术对于整体治疗效果至关重要？ ... 55

10. 入院手术前需要准备些什么？ ... 56

11. 唇裂手术前需要进行哪些检查？ ... 56

12. 哪些情况下需要暂缓手术？ ... 57

13. 唇裂手术前如何评估孩子是否健康？ ... 57

14. 唇裂手术前如何护理？ ... 58

15. 唇裂手术后不能喂母乳吗？ ... 58

16. 唇裂手术后如何喂养？ ... 58

17. 唇裂手术后伤口如何护理？ ... 59

18. 如何防治手术后伤口发炎？ ... 59

19. 手术后低热是不是感染了？ ... 59

20. 手术后低热会影响伤口愈合吗？ ... 60

21. 如何判断术后患儿是否疼痛？ ... 60

22. 唇裂手术后有哪些并发症？如何处理？ ... 60

23. 如何正确认识唇裂手术后的效果及变化？ ... 61

24. 二期手术什么时候做最好？ ... 61

25. 唇裂手术后何时复诊？复诊有哪些内容？ ... 61

第五节　微小型唇裂的手术治疗与护理 ... 62

1. 微小型唇裂的手术时机是什么时候？ ... 62

2. 微小型唇裂与其他唇裂有什么差别？ ... 63

3. 微小型唇裂该选择内切，还是外切？ ... 63

4. 微小型唇裂手术效果如何？ ... 64

5. 微小型唇裂术后如何护理？ ... 65

第六节　腭裂的手术治疗与术后护理 ... 65

1. 腭裂一期手术的时机是什么时候？ ... 65

2. 腭裂可以在唇裂修复时一并修复吗？ ... 65

3. 腭裂一期手术怎么做？ ... 66

4. 腭裂手术前需要哪些准备？ ... 67

5. 腭裂手术前如何评估孩子是否健康？ ... 68

6. 腭裂手术前应该注意哪些问题？ ... 68

7. 腭裂手术后如何喂养？ ... 69

8. 腭裂手术后伤口如何护理？ ... 69

9. 腭裂手术后如何观察呼吸？ ... 70

10. 腭裂手术后有哪些并发症？如何处理？ ... 71

11. 如何认识腭裂手术后的效果及变化？ ... 71

12. 腭裂手术后什么时候才知道是否需要第二次手术？ ... 72

13. 腭裂手术后何时复诊？复诊有哪些内容？ ... 72

第七节　腭裂患儿的中耳问题与治疗 ... 73

1. 腭裂与渗出性中耳炎有什么关系？ ... 73

2. 腭裂手术前需要进行听力检查吗？ ... 74

3. 渗出性中耳炎如何治疗？ ... 75

4. 中耳手术后如何护理？ ... 75

5. 中耳手术后何时复诊？复诊有哪些内容？ ... 76

第八节　婴儿期的心理咨询 ... 76

1. 家长的心理状态对孩子成长有什么影响？ ... 76

2. 唇腭裂孩子的家庭成员如何进行心理调节？ ... 77

3. 家长应怎样面对旁人对孩子的好奇与歧视？ ... 77

4. 婴儿期唇腭裂孩子的心理特点是什么？ ... 78

5. 婴儿期家长如何对孩子进行心理关怀？ ... 79

03

第三章

学龄期唇腭裂的治疗项目与方法

第一节　唇裂术后的鼻唇二期手术治疗 ... 81

1. 什么情况下需要进行鼻唇二期手术？ ... 81

2. 单侧唇裂术后鼻唇二期手术怎么做？ ... 82

3. 双侧唇裂术后鼻唇二期手术怎么做？ ... 83

4. 颌骨畸形的早期手术方法是什么？ ... 83

5. 鼻唇二期手术前需要哪些准备？ ... 83

6. 鼻唇二期手术后饮食需要注意什么？ ... 84

7. 鼻唇二期手术后的伤口如何护理？ ... 84

8. 下唇转移组织瓣术后有哪些常见并发症？如何处理？ ... 85

9. 下唇转移组织瓣术后如何护理？ ... 85

10. 如何认识鼻唇二期手术后的效果及变化？ ... 86

11. 鼻唇二期手术后何时复诊？复诊有哪些内容？ ... 86

第二节　腭裂手术后的二期手术治疗 ... 87

1. 什么情况下需要进行腭裂二期手术？ ... 87

2. 如何评估腭咽功能？ ... 87

3. 腭咽闭合不全的手术怎么做？ ... 88

4. 腭瘘的手术时机是什么时候？ ... 89

5. 腭裂二期手术前需要哪些准备？ ... 89

6. 腭裂二期手术后饮食需要注意什么？ ... 90

7. 腭裂二期手术后伤口如何护理？ ... 90

8. 腭裂二期手术后如何观察呼吸？怎样处理？ ... 90

9. 如何认识腭裂二期手术后的效果及变化？ ... 90

10. 腭裂二期手术后何时复诊？复诊有哪些内容？ ... 91

第三节　牙槽突裂的手术治疗与护理 ... 91

1. 牙槽突裂手术治疗时机是什么时候？ ... 91

2. 牙槽突裂手术怎么做？ ... 92

3. 牙槽突裂手术前需要哪些准备？ ... 92

4. 哪些情况适合做牙槽突裂手术？ ... 93

5. 牙槽突裂手术前如何护理？ ... 93

6. 牙槽突裂手术后饮食需要注意什么？ ... 94

7. 牙槽突裂手术后伤口如何护理？ ... 94

8. 牙槽突裂手术后有哪些并发症？如何处理？ ... 95

9. 如何认识牙槽突裂手术后的效果及变化？ ... 96

10. 牙槽突裂手术后何时复诊？复诊有哪些内容？ ... 96

第四节　腭裂语音治疗的适应证与方法 ... 97

1. 腭裂患儿必须做手术才能使讲话清楚吗？ ... 97

2. 腭裂手术前为什么能说清楚妈妈、妹妹这一类词？ ... 97

3. 腭裂手术后为什么仍然有患儿讲话不清？ ... 97

4. 上腭手术后有瘘孔，会影响发音吗？ ... 99

5. 腭裂手术后什么情况下需要进行语音治疗？ ... 100

6. 什么是语音治疗？ ... 101

7. 什么时候可以进行语音治疗？ ... 101

8. 语音治疗前需要进行哪些检查？ ... 102

9. 语音治疗的流程与方法是什么？ ... 103

10. 如何认识语音治疗的效果？ ... 104

11. 家长如何配合语音治疗？ ... 104

12. 吹气球、吹口琴等能改善患儿的发音吗？ ... 105

13. 让患儿读报纸和课文对语音康复有什么帮助？ ... 105

14. 家长如何在家训练腭裂手术后患儿的发音？ ... 106

15. 手术年龄会影响腭裂患儿的语音康复吗？ ... 107

16. 错过最佳手术年龄的患儿还能恢复正常发音吗？ ... 108

17. 腭裂患儿听力下降会影响语音吗？ ... 108

18. 舌系带会影响腭裂患儿发音吗？ ... 108

19. 腭裂手术前需要训练患儿的发音吗？ ... 109

20. 6 岁以上患者术后应注意哪些语音问题？ ... 109

21. 咽成形术后患者可能发生哪些语音问题？ ... 109

22. 什么是主观语音评估？什么是客观语音评估？ ... 110

23. 什么是纤维鼻咽镜检查？每个腭裂患者都需要进行纤维鼻咽镜检查吗？ ... 111

24. 家长如何自行评估腭裂手术后患儿的语音情况？ ... 111

第五节　唇腭裂患儿牙病的治疗与预防 ... 112

1. 唇腭裂是否影响长牙？ ... 112

2. 唇腭裂患儿有哪些常见的牙齿异常？ ... 114

3. 为什么唇腭裂患儿较同龄人更容易"蛀牙"？ ... 115

4. 如何预防唇腭裂患儿"蛀牙"？ ... 117

5. 乳牙龋坏有哪些危害？ ... 120

6. 乳牙早失如何处理？ ... 123

7. 额外牙如何处理？ ... 126

8. 牙列不齐如何处理？ ... 127

9. 为了提高唇腭裂的治疗效果，哪些情况需要去看口腔科医生？ ... 128

第六节　学龄期的心理咨询 ... 129

1. 儿童期唇腭裂孩子的心理特点是什么？ ... 129

2. 儿童期家长如何与孩子建立良好的亲子关系？ ... 130

3. 家长应如何面对孩子关于自己外貌或语音的疑问？ ... 131

4. 家长应如何引导孩子面对别人的好奇与歧视？ ... 131

5. 孩子不合群怎么办？ ... 132

6. 孩子性格内向怎么办？ ... 133

7. 孩子乱发脾气怎么办？ ... 134

8. 家长应如何引导孩子远离自卑？ ... 135

04

第四章

青春期至成人期唇腭裂的治疗项目与方法

**第一节　唇腭裂手术后牙颌面畸形矫治的方法与
　　　　护理 ... 137**

1. 唇腭裂患者牙颌面畸形的原因是什么？ ... 137

2. 如何预防唇腭裂患者牙颌面畸形？ ... 138

3. 唇腭裂患者牙颌面畸形的治疗时机与方法是什么？ ... 139

4. 小下颌的治疗时机与方法是什么？ ... 140

5. 牙颌面畸形手术前需要哪些准备？ ... 140

6. 牙颌面畸形手术后如何护理？ ... 141

7. 如何认识牙颌面畸形手术后的效果及变化？ ... 141

8. 牙颌面畸形手术后何时复诊？复诊有哪些内容？ ... 142

第二节　唇腭裂患者颌面整形美容的方法与护理 ... 142

1. 唇裂患者的鼻部综合整形手术是什么？ ... 142

2. 唇裂患者的化妆修饰术怎么做？ ... 142

3. 激光去瘢痕的方法与注意事项是什么？ ... 144

4. 什么是唇裂患者面部轮廓整形？ ... 145

第三节　青春期及以后的心理咨询 ... 146

1. 家长应如何关注青春期孩子的心理健康？ ... 146

2. 人际关系对心理健康有什么影响？ ... 147

3. 唇腭裂患者应如何面对就业与工作的压力？ ... 147

4. 唇腭裂患者应如何正确面对自身婚恋问题？ ... 148

5. 唇腭裂患者如何克服对孕育下一代的担心？ ... 149

6. 唇腭裂患者在何种情况下应接受心理检查与治疗？ ... 150

附录

中华口腔医学会唇腭裂专业委员会医疗单位就诊信息

扫描二维码免费观看以下视频

把幸福微笑送给每个儿童——先天性唇腭裂的预防和治疗（9 分钟）

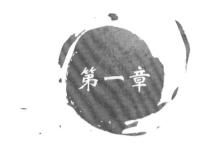

第一章

唇腭裂概况

第一节　唇腭裂基本知识

1. 什么是唇裂?

　　人们口中所谓的"兔唇",其实在医学上是指唇裂,多发生在上唇。患儿通常在出生时就已经存在唇部裂开,嘴唇看上去被分成两瓣或者三瓣,因此也被称为"豁嘴",主要影响容貌。

　　根据裂隙发生的部位,唇裂可以分为单侧唇裂、双侧唇裂和正中裂。根据裂开的严重程度不同,又可以分为完全性唇裂、不完全性唇裂和微小型唇裂(图 1-1-1~ 图 1-1-8)。通常把整个嘴唇裂开,并且与鼻腔连通的类型称为完全性唇裂。没有裂到鼻腔的类型称为不完全性唇裂。没有明显的皮肤裂缝,但是深部肌肉不连续,表面上畸形比较轻的称为微小型唇裂。

　　唇裂可以通过手术进行修复,不同类型的唇裂手术方式不尽相同,手术效果都可以达到恢复基本正常的鼻唇外形,不影响社交生活的目的。

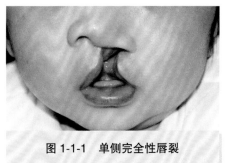

图 1-1-1　单侧完全性唇裂

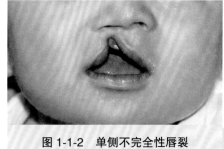

图 1-1-2　单侧不完全性唇裂

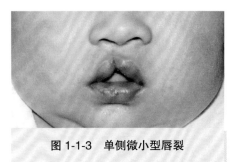

图 1-1-3　单侧微小型唇裂

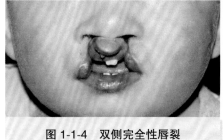

图 1-1-4　双侧完全性唇裂

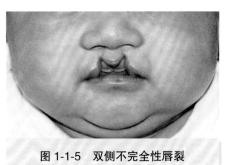

图 1-1-5　双侧不完全性唇裂

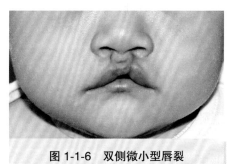

图 1-1-6　双侧微小型唇裂

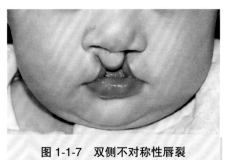

图 1-1-7　双侧不对称性唇裂

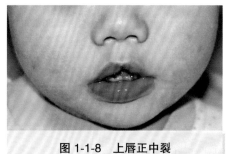

图 1-1-8　上唇正中裂

2. 什么是腭裂?

有时孩子生下来总是一喂奶就呛,检查发现上牙膛或者"小舌头"(悬雍垂)是裂开的。这种出生时就已经存在的腭部裂开,医学上称为腭裂,俗称"狼咽"。腭裂主要导致患儿以后说话时语音不清,腭裂修补术后绝大部分患儿能达到清晰发音,部分患儿需要配合术后语音训练以达到正常发音。

腭裂可以单独发生,也可以伴随唇裂同时发生。根据裂隙发生的部位,腭裂可以分为单侧腭裂和双侧腭裂(图 1-1-9,图 1-1-10)。根据裂开的严重程度不同,又可以分为完全性腭裂、不完全性腭裂和腭隐裂。通常把从悬雍垂尖端至牙槽的裂开称为完全性腭裂。完全性腭裂常常与完全性唇裂并发,称为完全性唇腭裂。腭部没有完全裂开的称为不完全性腭裂。根据裂隙累及部位分两种,裂隙累及硬腭和软腭,称为硬软腭裂(图 1-1-11);裂隙仅累及软腭,称为软腭裂(图

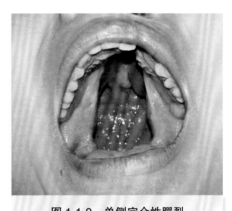

图 1-1-9 单侧完全性腭裂

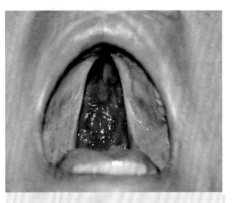

图 1-1-10 双侧完全性腭裂

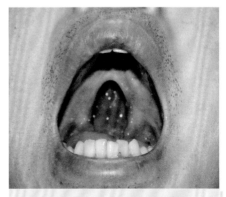

图 1-1-11 不完全性腭裂(硬软腭裂)

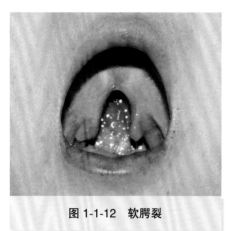

图 1-1-12 软腭裂

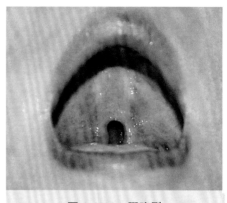

图 1-1-13 腭隐裂

1-1-12）。表面黏膜完整，但是深部肌肉断开的称为腭隐裂（图 1-1-13）。部分腭隐裂患儿即便没有做手术，也能够清晰发音，故该类型的患儿与其他腭裂患儿的手术时机不同，应到患儿能够说较多的词语时，由专业的语音师评判是否需要做手术。

3. 唇裂跟孕期食用兔肉有关系吗?

民间传言孩子得兔唇是因为孕妈妈在怀孕期间误食了兔肉，当然这一说法根本没有科学依据。唇裂与孕期食用兔肉完全没有关系。

那么唇裂又是怎么形成的呢？我们知道，胎儿的发育始于受精卵的不断分裂、发育形成胚胎。从精子与卵子的结合，到细胞分裂，再到组织分化、器官的形成、胎儿的成熟，这是一个复杂而漫长的过程。任何一个微小的差错都可能导致先天缺陷的发生。唇腭裂是由于在胚胎发育早期受到致畸因素的干扰，面突不能正常融合而导致的一种先天性发育畸形。

在胚胎早期发育时，即怀孕的前 3 个月内，嘴唇和上腭部分是由几个原始突起逐渐生长相互融合而成的（图 1-1-14~ 图 1-1-16）。如果在这个过程中出了差错，组织之间不能完成预定的进度达到连接，就会产生各种不同程度的裂隙。

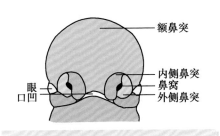

图 1-1-14　胚胎第 6 周时的颌面部发育

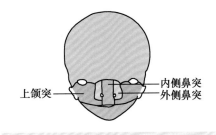

图 1-1-15　胚胎第 10 周时的颌面部发育

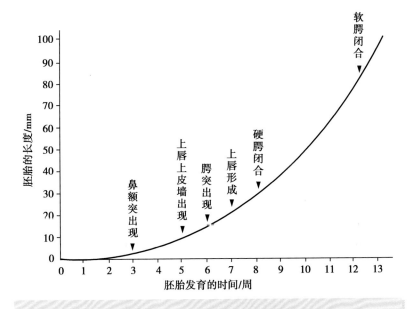

图 1-1-16　唇、腭形成的时间段

在孕期的第 5~7 周正是唇部形成的过程，如果这期间致畸因素的影响，包括遗传因素及环境因素，使胎儿唇部的发育受到干扰，器官形成出现偏差，嘴唇两侧的组织无法如期连接到一起，胎儿就会出现唇裂。（图 1-1-17，图 1-1-18）

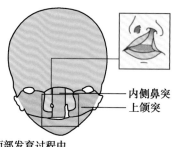

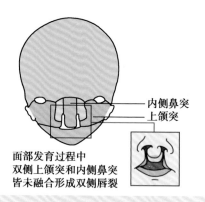

面部发育过程中
左侧上颌突和内侧鼻突未融合
形成左侧完全性唇裂

内侧鼻突
上颌突

图 1-1-17　一侧上颌突与内侧鼻突未融合形成单侧完全性唇裂

面部发育过程中
双侧上颌突和内侧鼻突皆未融合形成双侧唇裂

内侧鼻突
上颌突

图 1-1-18　双侧上颌突与内侧鼻突未融合形成双侧完全性唇裂

4. 腭裂是因为孕妈妈打碎碗或者使用了剪刀，冲撞了"胎神"造成的吗？

民间曾有迷信的说法称"腭裂是因为孕妈妈打碎碗或者使用了剪刀，冲撞了'胎神'造成的"，孕期打碎碗或者使用剪刀当然不会是造成腭裂的原因。

腭部的形成与唇部类似，怀孕后第 6~8 周，腭部开始发育。如果受遗传及环境因素的影响，在这期间胚胎的发育被干扰，硬腭形成过程出现偏差，两侧的组织无法连接到一起，则胎儿出现硬软腭裂。在孕期第 8~12 周，如果软腭形成被干扰，则胎儿只出现软腭裂（图 1-1-19~图 1-1-21）。

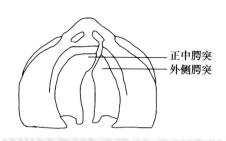

正中腭突
外侧腭突

图 1-1-19　正中腭突与一侧外侧腭突未融合形成单侧完全性腭裂

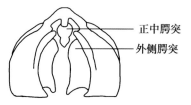

正中腭突
外侧腭突

正中腭突、外侧腭突皆未融合
形成双侧完全性腭裂

图 1-1-20　正中腭突与双侧外侧
腭突未融合形成双侧完全性腭裂

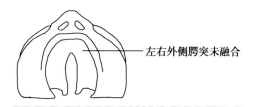

左右外侧腭突未融合

图 1-1-21　左右外侧腭突未融合形成双侧
不完全性腭裂

5. 世界上有多少唇腭裂人群？

美国专家长期研究统计结果显示，全球约有 1400 多万唇腭裂病人，每 2.5 分钟就新增面裂患者 1 名。中国出生缺陷监测中心的数据显示，唇腭裂是我国发病率极高的出生缺陷，在所有先天畸形发生率中排第二位，在颌面部先天畸形中发病率排第一位，发病率约为 1.82/1000。按 13 亿人口计算，我国有超过 236 万名唇腭裂患者。根据中国出生缺陷监测中心的数据，中国平均每 550 个新生儿中，就有 1 个唇腭裂患儿。我国每年约新出生 3.5 万名唇腭裂患儿，其中男性较女性发病率高，比例约为 1.5∶1。

6. 唇腭裂孩子会笨吗？

唇腭裂孩子的智力水平与正常孩子一样。调查发现，唇腭裂孩子的学习成绩处于中下偏多。一般认为主要是因为容貌（唇裂）及语音不良（腭裂），在一定程度上影响了孩子的自信心和语言交流所致，而不是智力的问题。心理发育健康的孩子，学习和成长是不会受到唇腭裂影响的。

家长应在言语上多鼓励孩子，在行动上对孩子唇部的瑕疵和轻微发音缺陷予以淡化。家长过度关注缺陷会增加孩子的心理负担，使其自信减少，不利于孩子的学习和成长。

7. 唇腭裂孩子容易夭折吗？

虽然唇腭裂会给婴儿进食造成一定困难，但只要经过适当干预和正确喂养，通常患儿是可以正常进食，健康成长的。不过，唇腭裂中有相当一部分属于综合征型唇腭裂，尤其常见于单纯性腭裂患者。也就是说，孩子除了有先天性唇腭裂，还伴发全身其他器官的畸形或功能障碍（图1-1-22）。目前已发现伴发唇腭裂的综合征有数百种。其中，器官缺损的疾病较为常见，例如唇腭裂伴发先天性心脏病，包括房间隔缺损、室间隔缺损。唇腭裂伴发腹股沟疝、腹疝、膈疝等，需要在手术前进行仔细排查，以免出现并发症，严重者可能危及患儿生命。

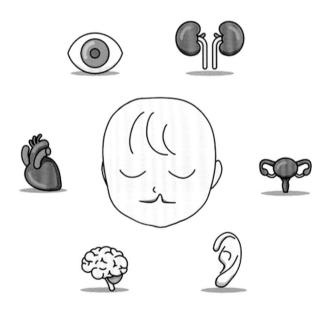

图 1-1-22　综合征型唇腭裂常伴随其他器官畸形或功能障碍

第二节　唇腭裂的遗传咨询

1. 谁该为胎儿的唇腭裂负责?

不少唇腭裂家庭将胎儿发生先天性唇腭裂归咎为母亲的个人原因,给患儿妈妈施加很大的精神压力,甚至连很多母亲自己也认定为是自身的原因,总是充满愧疚。但真的是母亲一人的责任吗?

一般认为,环境因素和遗传因素是唇腭裂先天性畸形发生发展过程中起关键作用的两个因素。其中,环境因素约占10%,遗传因素约占25%,环境因素与遗传因素相互作用和原因不明者约占65%。遗传因素如染色体异常、基因突变等都会导致唇腭裂的发生。所以,虽然母体环境与胎儿发育密切相关,但并不是导致缺陷的唯一因素。

2. 唇腭裂是否会遗传?

对于非综合征性唇腭裂,家庭成员中越多人患有唇腭裂、他们的血缘关系越近,家庭中唇腭裂的再现风险就越高。综合征型唇腭裂的确诊提示唇腭裂的再现风险增高。

如果在祖父母、父母及兄弟姐妹三代的直系亲属中有人患有唇腭裂,生唇腭裂孩子的机会就上升大约7~40倍。如果直系亲属中有超过2个唇腭裂患者,再生出唇腭裂的风险将大大提高(至少会增加60倍)。

3. 如何计算一个由父母及子女组成的小家庭中新出生唇腭裂患者的概率?

（1）目前全世界唇腭裂平均发生率约为 1/700，如果父母双方及家庭成员都健康，那么新出生孩子患唇腭裂的概率为 1/700。

（2）如果在这个家庭中已经有 1 个唇腭裂患者（父亲、母亲或一个孩子），那么新出生孩子患唇腭裂的概率约为 5%（大约增加 30 倍）。

（3）如果这个家庭中已经出现 2 个唇腭裂患者（父亲 + 母亲或父亲 + 孩子或母亲 + 孩子），那么新出生孩子患唇裂的概率约为 10%（大约增加 60 倍）。

4. 如何预防唇腭裂发生?

要有效预防唇腭裂的发生，首先要了解可能增加唇腭裂患儿出生风险的因素。

（1）胎儿缺氧与营养因素：母体存在不同原因引起的贫血，使血液中的氧气携带量不能满足母子双方正常生理代谢，从而可能导致唇腭裂畸形。有人认为孕妇的营养不平衡也会导致唇腭裂。如孕期呕吐严重等使母体和胎儿出现不同程度的营养不良，偏食嗜好可能造成营养摄入不够丰富和均衡，维生素、微量元素缺乏等。所以，应该保证孕妇摄入均衡的营养，及时纠正贫血，补充适量的维生素。

（2）感染和损伤：临床发现母体在怀孕初期如遭到某些损伤，特别是引起子宫及邻近部位的损伤可以影响胚胎的发育而导致畸形。母体在妊娠初期罹患病毒感染性疾病，尤其是风疹病毒引起的感冒等，也可能导致唇腭裂的发生。

（3）内分泌的影响：在小鼠的动物实验中，如给怀孕早期的母鼠注射一定量的糖皮质激素，生产的幼鼠中可出现腭裂。因此，在妊娠早期，如孕妇因生理性、精神性及损伤性等原因诱发体内肾上腺皮质激素分泌增加，可导致唇腭裂的发生。

（4）药物因素：多数药物进入母体后都能通过胎盘进入胚胎。有些抗癌、抗癫痫、类固醇等药物，都可能导致唇腭裂的发生，孕妇早期应禁用。过度服用维生素 A 也会导致胎儿异常。目前可以肯定的是，孕前和怀孕早期适量补充叶酸，除能有效预防神经管畸形外，还可对降低腭裂发生率有一定益处。

（5）烟酒因素：流行病学调查资料表明，妇女妊娠早期大量吸烟（包括被动吸烟）及酗酒，其子女唇腭裂的发生率比无烟酒嗜好的妇女要高。

（6）物理因素：胎儿发育早期，如孕妇频繁接触放射性或微波等有可能影响胎儿的发育而导致唇腭裂的发生。

（7）环境污染：包括水、空气、食品、居住区域等环境的污染。

（8）其他因素：夫妻在受孕时身体状态不佳、精神压力过大、孕妇情绪不好、不良生活习惯、高龄怀孕等都可能导致胎儿发生唇腭裂等畸形。

这些都是在预防唇腭裂发生中需要注意的问题。

第三节　唇腭裂的早期诊断与准备

1. 怀孕期间如何早发现唇腭裂？

产前超声检查是目前早期诊断唇腭裂最主要的筛选及诊断方法，可对唇腭裂畸形进行分类并系统检查是否罹患其他器官合并畸形。二维超声应用最为广泛，三维超声可以获得不同截面的影像，显示出胎儿面部的立体图像，更直观清晰地观察唇部的缺陷。但是，准妈妈们在接受超声检查时必须了解，任何检查方法都有一定的局限性，尤其是隔着肚皮"看"孩子，受到检查条件的限制，特别是一些超声显示困难和声像图不那么典型的情况下，不可能做到百分之百的准确。比如因腭部不在常规产前超声筛查的范围内，且受腭部骨性结构的影响，产前超声常常难以发现单纯腭裂。

胎儿磁共振对超声诊断起补充诊断的作用，对腭裂畸形的诊断具有优势，同时能更好地对腭裂的严重程度进行评估。产前优生遗传检查可确定唇腭裂胎儿是否合并染色体病。但因为是有创检查，需要充分考虑诊断方法对孕妇和胎儿的风险。临床应用的主要采集标本方法有绒毛膜穿刺、羊膜腔穿刺、脐静脉穿刺等。

2. 产前超声检查诊断唇腭裂的最佳时间是什么时候？

产前超声筛查胎儿畸形一般分为四个时期：早孕期（孕 $11\sim13^{+6}$ 周）、中孕期（孕 20~24 周）、晚孕期（孕 28~34 周）和出生后。虽然在胚胎发育的第 7 周和第 12 周，胎儿上唇和腭基本已完全形成，有些孕妇迫切要求尽早超声检查以排除唇裂，但此期唇部软组织菲薄，超声声像难以分辨和显示，无法诊断唇裂。早孕期胎儿过小只能诊断部分严重的唇腭裂。如果近晚孕期时，受胎儿肢体及脐带的遮挡、羊水较少、孕妇肥胖程度及胎儿体位等因素影响，超声难以扫查到胎儿面部，也不易发现。所以产前超声检查诊断唇腭裂的最佳时间在孕 18~24 周。此时胎儿面部发育完全，唇部组织结构已能被超声所分辨，且羊水量较多，胎儿体位容易改变，有利于胎儿面部的观察，也是行胎儿全身畸形筛查的最佳时间。

3. 早期检查能否确定唇腭裂的严重程度？

对胎儿的早期三维彩超检查多在妊娠 24 周（6 个月）左右，属于妊娠中期。三维彩超可以对胎儿唇部面部图像进行 360° 的全方位观察。唇裂、面裂显而易见（图 1-3-1，图 1-3-2），但腭部位置较深，隐蔽，立体图像不够清晰、直观，经验不足的医生极易漏诊腭裂。没有唇裂的单纯腭裂，特别是软腭裂，更难以发现。

如果三维彩超见唇裂伴有鼻底裂开（图 1-3-3）、牙床裂开，深部大多有腭裂。

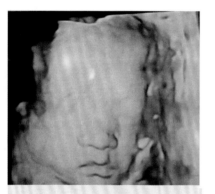

图 1-3-1　三维彩超图像显示左侧不完全性唇裂

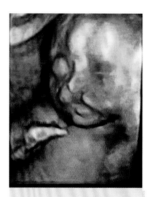

图 1-3-2　三维彩超图像显示左侧完全性唇裂

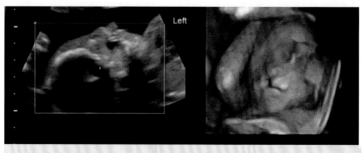

图 1-3-3　彩超显示右侧上唇、鼻底裂开

4. 早期检查后是否可以治疗唇腭裂?

20世纪90年代,曾有动物实验尝试在胎儿出生前,在母体子宫内为胎儿实施唇裂修补手术。但子宫内手术仅仅停留在动物实验阶段,还没有人体子宫内唇裂修补手术的报道。

鉴于新生儿对全身麻醉的耐受能力差,全身麻醉的风险高,加之唇鼻局部组织的解剖标志不够清晰,手术中难以精确对位,从患儿的安全性和修复效果及对颌骨发育影响的综合考虑,目前国际上主流的治疗方案是唇裂患儿大多在出生后3~6个月,腭裂患儿在出生后8~12个月在全麻下手术,可以达到较为满意的效果。

5. 早期检查发现唇腭裂后应何时与医院联系?

一旦发现唇腭裂胎儿后,准妈妈一家常常处于焦虑之中。宜尽早联系医护人员,及时了解唇腭裂患儿的喂养技巧、唇腭裂的治疗及效果,做到心中有数,就会增加对未来的信心,有助于减少焦虑,平静迎接孩子的降临。

6. 待产前父母需要哪些准备?

准父母首先要为孩子的出生作好心理准备,及时与专业医护人员沟通,了解疾病相关知识、喂养技巧及序列治疗的整个流程。可提前预约孩子出生后首次就诊的时间及手术床位。物质方面可按普通待产包准备,怀疑伴有腭裂的孩子需要准备腭裂喂养专用奶瓶。

第四节 唇腭裂患儿的治疗安排

1. 唇腭裂治疗能达到什么效果?

唇腭裂的团队序列治疗是一个多学科组成的医疗团队(正畸科医生、语音病理学专家或语音师、心理学家等),通过多学科协作,共同制订治疗计划,以外科整复为主要手段,在最佳的时间点进行最合适的治疗,以达到良好外形、正常功能和心理健康的目标(表 1-4-1)。

表 1-4-1 唇腭裂序列治疗内容及时间表

时间	治疗内容	接待人员
出生前~出生	接受喂养辅导:患儿喂养方法及营养保障	唇腭裂外科护士
	心理咨询:家长对突发事件的心理调整及对策	唇腭裂外科心理咨询师
出生后~2 月龄	术前正畸:矫正错位的鼻软骨、牙槽骨	唇腭裂外科或正畸科医生
2~6 月龄	唇裂及鼻畸形手术,必要时行犁骨瓣硬腭修补术	唇腭裂外科医生
6 月龄~1 岁	腭裂整复术,必要时行鼓膜切开置管术	唇腭裂外科或耳鼻咽喉科医生
3 岁半	语音评估、语音训练	唇腭裂外科语音师
学龄前	语音较差者行咽瓣手术,改善语音	唇腭裂外科医生
5~6 岁	唇、鼻形较差者行唇、鼻二期整复手术	唇腭裂外科医生
6~7 岁	牙槽突裂植骨,保证侧切牙萌出	唇腭裂外科医生
9~11 岁	牙槽突裂植骨,保证尖牙萌出	唇腭裂外科医生
	植骨后 1 个月正畸治疗排齐牙列	正畸科医生
13 岁	恒牙萌出完毕,正畸治疗排齐牙列	正畸科医生
成年	正颌外科矫正上颌发育不足	正颌外科医生

2. 如何达到最佳的治疗效果?

唇腭裂虽然只是唇部或腭部有缺口,但由于畸形使邻近组织也处于异常位置而伴发多个部位畸形,如严重的鼻畸形、牙槽突畸形等(图1-4-1,图1-4-2),大大增加了外科医生的手术难度,影响手术效果。

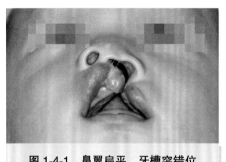

图1-4-1　鼻翼扁平、牙槽突错位

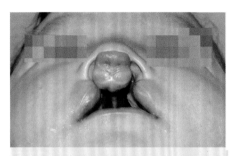

图1-4-2　牙槽突上翘前突伴扭转,裂隙两侧落差大

如果有正畸医生参与,在唇裂手术之前,先进行手术前正畸治疗(图1-4-3),可以减少裂隙两侧组织落差,缩窄裂隙宽度(图1-4-4),延长鼻小柱,为手术修补创造更好的条件,组织容易复位、缝合张力小,术后形态恢复好、瘢痕小。

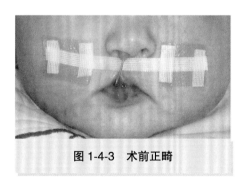

图1-4-3　术前正畸

唇裂伴腭裂的患儿往往伴有牙槽突裂,牙槽突内的牙胚在牙萌出时容易进入裂隙内形成错位萌出(图1-4-5),牙齿排列不整齐,需要正畸科医生在牙槽突裂植骨手术前后排齐牙齿。

腭裂患者如果未经及时有效的手术治疗,就可能形成错误的发音习惯,外科医生进行腭裂修补术,只能把错位组织重新对合好,裂开的部位封闭

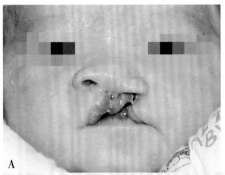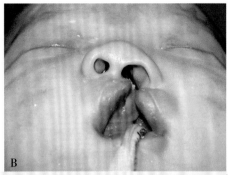

图 1-4-4　单侧唇裂术前正畸前后效果对比
A. 正畸前　B. 正畸后裂隙缩窄

好，为正确发音奠定基本的结构基础。而已经形成的错误发音习惯无法通过手术改变，手术后必须由专业的语音师进行专门训练，才能纠正错误发音习惯。只有在外科医生和语音师的配合下，这部分腭裂患儿才会清晰发音。

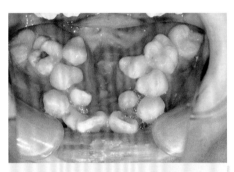

图 1-4-5　牙萌出时进入牙槽突裂隙内形成错位萌出

　　所以，想要达到最佳的唇腭裂治疗效果，需要按时间序列进行多学科的综合治疗。

3. 序列治疗为什么需要遗传咨询师？

　　唇腭裂是一种多因素遗传性疾病。唇腭裂患儿可能有遗传基因异常，遗传咨询师的工作是帮助解惑唇腭裂相关的遗传问题。以下两种情况应特别注意，最好在计划怀孕前，去医院进行遗传咨询，由医生确定检查项目，作初步排查。一是有唇腭裂家族史，祖父母辈、父母辈以及表亲中有唇腭裂者；二是第一胎是唇腭裂患儿，特别是综合征型唇腭裂者。目前至少已知有22种染色体异常与伴有唇腭裂的综合征畸形有关。

4. 序列治疗为什么需要儿童发育评估师?

和正常孩子相比,很多唇腭裂孩子在体格生长方面要差一点。一方面是因为先天的唇部、腭部裂隙存在,让孩子进食比较困难,另一方面是因为唇腭裂父母对孩子的喂养方式不正确,从而造成了他们的体格生长比较差,出现体重、身高等不达标,甚至可能影响手术时机。

儿童发育评估师将针对所有 14 岁以下的唇腭裂孩子,进行体格测量与评估,即通过对其体重、身高、头围、胸围、坐高、皮脂厚度等体格方面的测量(图 1-4-6),再结合临床表现及实验室检查结果对每个孩子进行比较全面综合的评估。一方面可以让父母了解到孩子的身体和营养状况,另一方面儿童发育评估师要针对性地对父母进行相应的健康指导和教育(比如正确的喂养方法、哺乳原则、辅食添加等)。同时,也让医疗团队能够全面准确地掌握每一个唇腭裂孩子的全身状况,并根据具体的情况对麻醉和手术作出适当的评估和调整。

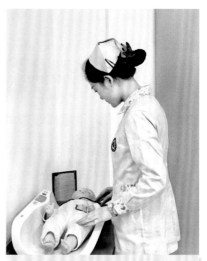

图 1-4-6　儿童发育评估师为孩子测体重

比如一个唇腭裂孩子的体格发育比较差、营养状况不佳,医疗组可能就会选择比较简单的手术术式或尽量缩短麻醉时间,甚至推迟手术时间,从而更大程度地保证每一位患儿的安全。

简单地说,唇腭裂儿童发育评估师既要服务于每一个唇腭裂家庭,也要及时给医疗团队专业的意见与建议。

5. 序列治疗术前为什么需要正畸科医生？

唇裂伴或不伴腭裂的患儿均可能存在较明显的上牙槽骨段错位和鼻畸形。完全性唇裂伴腭裂的患儿，组织的错位和畸形更严重，出现牙槽骨段扭转，鼻尖、鼻小柱偏斜，鼻翼塌陷（图1-4-7）。双侧完全性唇腭裂患儿前颌骨明显突起，前唇短小，鼻小柱过短，鼻尖低平（图1-4-8）。像这样裂隙宽大、两侧组织落差大的案例并不利于手术修补，术后

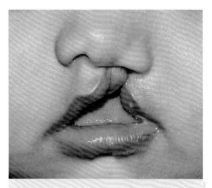

图1-4-7 单侧唇腭裂患儿的鼻畸形及牙槽骨扭转

难以获得满意的效果。通过正畸科医生术前的正畸治疗，患儿配戴可摘式矫

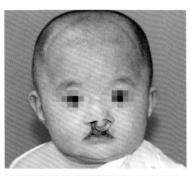
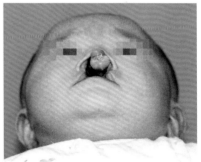
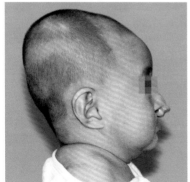

图1-4-8 双侧唇腭裂患儿的鼻唇畸形及前颌骨扭转

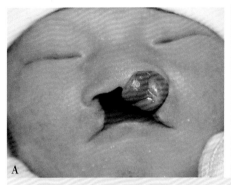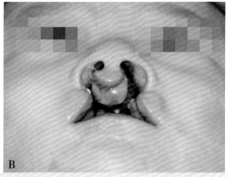

A   B

图 1-4-9 双侧唇裂术前正畸前后效果对比
A. 正畸前 B. 正畸后

治器，可以缩窄裂隙，减小落差，重塑鼻翼外形（图 1-4-9），为后续的唇裂修补手术创造更好的条件，也更容易获得满意的手术效果。

6. 序列治疗为什么需要麻醉科医生？

　　唇腭裂修补手术是一种非常精细的手术，在手术中必须精雕细琢，这就需要患者安静不动。首次唇裂手术一般在患儿出生后 2~3 个月时进行，必须由麻醉科医生进行气管内插管给药，使患儿安静入睡，便于医生手术操作。整个手术过程都要维持患儿一定的麻醉深度。麻醉过浅，患儿身体摆动，影响医生操作；麻醉更浅时，患儿清醒，对手术的恐惧加重患儿的哭闹，手术无法进行。对于能理解并配合医生的青少年，年龄较小者对手术的耐受力差，不能耐受全程手术，也需要麻醉科医生实施全身麻醉，使其安静入睡，同时消除患者对手术的恐惧，避免对手术的不良记忆。即使是成人有足够的毅力配合手术，全身麻醉也可以让患者在整个手术过程中更舒适，心理压力小，避免不良记忆等。

　　麻醉科医生在整个手术过程中除了负责维持患者的安静，更重要的是维持患者的呼吸道通畅，保障患者的生命安全。唇裂修补手术精细，对患儿的创伤并不大，术中出血一般就几毫升。腭裂手术中出血也只有十几毫升，完全在患儿的生理承受范围，不用输血。医生常给家长强调手术风险，更多指的是手术过程中麻醉的风险，麻醉科医生对患者的呼吸、心跳、血压的维持，手术后又需要让患儿尽快苏醒，这些都需要麻醉科医生非常专业的知识和临床经验，才能保证患儿的安全性。

7. 序列治疗为什么需要口腔科医生？

完全性唇裂伴腭裂的患儿一般都同时伴有牙槽突裂，牙齿排列不整齐，容易龋坏（俗称"虫牙""蛀牙"），表现为牙齿变色，一旦变色应尽快找儿童口腔科医生治疗。

腭裂患儿常常在腭裂手术后逐渐出现牙齿反咬合（即反𬌗，民间形象地称之为"地包天"），需要儿童口腔科医生在患儿3~4岁时尽早矫正。腭裂手术后语音的恢复与手术年龄关系很大，年龄小的患儿手术后语音清晰的概率明显提高。所以，一般应在1岁以前完成腭裂修补手术。但小年龄时行腭裂手术，又可能影响患儿上颌骨的正常发育，导致反𬌗。权衡利弊后，国内外一致的观点是，腭裂治疗首先保证语音清晰，手术继发的"地包天"由儿童口腔科医生矫正。

8. 序列治疗为什么需要外科医生？

手术是唇腭裂治疗的主要手段甚至是唯一手段。通过手术关闭裂隙，将错位的组织重新调整到正常位置。唇裂手术可以重建患儿的唇弓、唇珠、人中、鼻孔、鼻翼，纠正鼻小柱畸形，恢复唇、鼻的对称性和外形。还能通过早期手术的重建，让鼻唇部组织在儿童后期的生长发育中利用生物力制衡作用维持长久的良好形态。腭裂手术除了关闭裂隙外，更关键的是尽量延长软腭长度，才可能使患儿在手术后有清晰的发音。手术后软腭长度的多少，既与手术前患儿的先天软腭长度有关，也与外科医生采用的手术方法和外科医生的操作技巧有关，二者缺一不可。

优秀的外科医生通过各种手术方式和技巧，重新调整裂隙周围的组织，最大限度地利用患儿自身的组织，尽可能地达到唇鼻部的美观以及恢复发音需要的腭咽闭合功能。绝大部分腭裂手术，都可以不做侧方松弛切口，从而避免了硬腭裸露骨面，减轻了手术创伤对上颌骨生长的影响，减轻了腭裂患儿继发的上颌骨生长发育不良和手术后"地包天"的程度。

当然，手术调整是有限度的，受限于局部组织的多少。就像一个裁缝，面对只能缝制短裤的布料，即使有精湛的裁剪技术，也无法把它裁制成一条长裤。因此，患儿的先天条件也会影响唇腭裂的术后恢复效果。

9. 序列治疗为什么需要语音师？

腭部是发音器官之一，是人体发音系统的重要组成部分。腭裂患者由于腭部结构和功能的异常，常常形成错误发音习惯。腭裂手术年龄越晚，错误发音习惯越顽固。即使手术关闭了腭裂裂隙，错误发音习惯仍然存在，发音仍然不清晰，听者感觉患儿仍然是腭裂语音。

1 岁以内行腭裂修补手术，大约 90% 的患儿可以达到完全的腭咽闭合。但是由于腭裂患儿先天软腭发育不足，软腭大多较正常人短，腭裂手术后仍然有 10% 患儿不能达到完全的腭咽闭合，存在腭咽闭合不全，手术后仍然存在腭裂语音。

以上两种情况表现出来的虽然都是腭裂语音，但是治疗方案却完全不同。错误发音习惯需要语音师通过语音训练加以纠正，而腭咽闭合不全必须进行二次手术，再次利用邻近组织达到完全的腭咽闭合，为正常发音创造基本条件。

腭裂语音到底是哪种原因，手术医生也难以分辨，容易误诊。必须由专门的语音师通过分析患儿的各种字、词、句发音，结合仪器检查，才能准确诊断。

语音师的主要工作是评估患儿的语音，鉴别是错误发音习惯还是腭咽闭合不全所致。如果腭咽闭合不完全，需转至手术医生进行手术治疗。如果腭咽闭合完全，存在错误发音习惯，则无需手术，接受语音师的语音训练。如果既有腭咽闭合不全，又有错误发音习惯，应先做手术，达到完全的腭咽闭合，然后再进行语音训练。

10. 序列治疗为什么需要耳鼻咽喉科医生？

腭裂患儿伴发渗出性中耳炎（中耳鼓室内积液）的概率远高于正常儿童。这是由于腭裂患儿软腭肌肉的异常，导致咽鼓管开闭功能异常，继而引起中耳鼓室负压，组织液渗出到鼓室，而鼓室内的液体难以从咽鼓管引流出来，造成鼓室内积液。需要由耳鼻咽喉医生通过手术，经外耳道在鼓膜上切开一个 2mm 左右的小孔，安放一个通气管，消除鼓室负压，引流鼓室内积液。这个手术常常在腭裂修补术中同时进行，也可以由腭裂修补术的主刀医生完成，这样可避免患儿再到耳鼻咽喉科治疗，二次全身麻醉，避免增加患儿家庭的经济负担。

11. 序列治疗为什么需要心理咨询师？

心理咨询师是指运用心理学以及相关知识，遵循心理学原则，通过心理咨询的技术与方法，帮助来访者解除心理问题的人。

心理咨询师的工作主要包括：心理评估，即根据来访者及家属提供的信息，对来访者的心理成长、人格发展、智力、社会化及家庭婚姻生活事件等进行全面评估，并进行心理测查；心理咨询，即对来访者进行有关生活问题咨询、心理危机干预、心身疾病及其他心理问题咨询。此外，心理咨询师还可以根据心理、生理测查的结果，在发现来访者有精神障碍或躯体疾病时及时请求会诊或转往其他科室。

　　唇腭裂专科的心理咨询师还需要与医生配合，对不同类型唇腭裂患者的心理状况以及手术对患者心理的影响情况进行观察与分析，对患者及其家长进行心理辅导，减缓他们的心理压力，并根据患者需要，提供心理咨询与心理援助。

　　心理咨询师的作用：一是帮助来访者发现和处理现有的问题和内心冲突，改变其不良认知、情绪和行为；二是帮助来访者更全面地认识自我和社会，启发来访者新的或曾被忽视的良好人生经验和体验，逐渐改变不适应的反应方式，增进社会适应能力；三是帮助来访者不断进行自我完善，激发来访者更有效地发挥内在潜能，更好地营造心理健康，更好地面对现实生活。

第五节　唇腭裂父母的心理咨询

1. 为什么要关注唇腭裂患者及其父母的心理？

　　面部是一个人极为重要的标记，人与人交流时，首先注意到的就是一个人的脸，我们对一个人的第一印象、再认、回忆等都是从面容开始的。面部是人体裸露最彻底的部位，又是表情的具体显露部位，因此面部的变形对于一个人来说，要比身体其他部分的变形导致的心理冲击更大。

　　唇腭裂作为一种先天畸形，主要影响容貌与发音，这两者恰恰是个人形象的主要部分。嘴唇是面部运动最多的部分，如果把一个人比喻为一个"风景区"，那么人的面部就像这个风景区里的"核心景区"，而嘴唇就是这个核心景区里的"动感景区"，如此重要的"风景"出现缺陷，对一个人自信心的影响是很大的。此外，腭裂导致的发音不清，也直接影响到人际交流效果。

有研究表明，人际关系是影响心理健康的主要因素，而心理健康又是影响一个人主观幸福感与生存质量的主要因素。关注唇腭裂患者的心理，可以提升患者的心理健康水平，是患者身心健康、生活幸福的重要保障。而父母则是唇腭裂患儿心理发育的最初影响者和引导者，父母的心理状态和言行直接影响着唇腭裂患儿的心理健康。

2. 准父母如何正确面对胎儿是唇腭裂的情况？

一旦胎儿被检查出患有唇腭裂，孕妇及其丈夫作为准父母所受的心理冲击较大，其中一方或双方可能出现打击综合征，表现为震惊、否认、愤怒、焦虑、悲伤、抑郁、自责、内疚甚至绝望等一系列心理反应。此时准父母需要及时调整自己的情绪，迅速从精神打击中恢复过来，并正确面对胎儿是唇腭裂的情况，具体可以通过以下措施进行调节：①积极寻求来自唇腭裂医疗团队的帮助，如当面与医生交流、了解唇腭裂疾病的相关知识及其治疗与恢复情况、参观唇腭裂病房、见证治愈的患者、与患者家长交流等。②向家庭成员敞开心扉，说出自己的感受，并相互接纳、安慰、鼓励。③积极争取到来自亲友、社区、单位等家庭以外的关心与帮助，也可以起到缓解心理压力的作用。④充分认识到孕妇的心理健康水平对胎儿的影响，如孕妇心情紧张可使肾上腺素分泌增加致血管收缩，使返回子宫的血流减少，导致胎儿所需的营养和氧气也减少。孕妈妈长期情绪不好可能导致孩子在肚子里发育不好、早产等，因此需要有意识地调整自己的情绪状态。⑤积极投身胎教，以真诚的爱心憧憬孩子的出生。如果以上措施效果不好或家庭内出现激烈的冲突与情绪反应，则需要寻求专业心理医生的帮助。

3. 唇腭裂患儿出生前孕期母亲的心理调节方法有哪些？

绝大多数孕妈妈，在产检过程中得知胎儿患有唇腭裂时，几乎都会经历严重的不良情绪反应，出现紧张、焦虑、抑郁、悲伤、沮丧以及睡眠改变等反应。经过怀孕数月的调整，心理状态会逐渐趋于稳定。但是，随着预产期的来临，对分娩过程的紧张以及对孩子出生后的喂养与照料问题的担心会增加准妈妈的焦虑感。这个阶段可以从以下方面进行心理调节：①有意识地慢慢进入母亲的角色，从内心里渴望着宝宝的来临，真诚地期待着做母亲；②有意识地觉察自己的情绪，认识到所有的情绪反应都是这个时期可能会出现的反应，并接纳这些情绪；③寻求家人，尤其是丈夫及共同生活的亲属的支持，多向他们倾诉，得到他们的理解与帮助；④合理宣泄情绪（如哭泣等），通过转移注意力（听音乐、看电影、阅读、散步等措施）有意识地进行调节，不要任由自己长期处于负性情绪之中；⑤积极进行迎接孩子出生的用物准备，以及分娩的就医安排等；⑥掌握并学习分娩相关的知识，了解分娩过程，消除紧张恐惧的情绪；⑦寻求唇腭裂专业机构的帮助，获得唇腭裂患儿出生后的喂养知识以及疾病的治疗与护理的相关知识。如果以上措施无法达到心理调节的效果，就需要寻求专业心理医生的帮助。

4. 唇腭裂患儿出生前准父亲的心理建设有哪些？

随着唇腭裂患儿即将出生，准父亲的心理压力逐渐增加，可能出现紧张、烦躁、担忧、焦虑、睡眠改变甚至抑郁的心理反应，需要有意识地进行自我心理建设：①保持心理平衡，稳定并控制自己的情绪，妥善安排适宜的工作与生活节奏，保持规律作息，消除容易导致心理失调的因素；②有意识地慢慢进入父亲的角色，从内心里渴望着宝宝的来临，真诚地期待着做父亲；③承担好丈夫角色，真诚地愿意支持妻子平安度过孕期与生产，多关心妻子，保持和谐的夫妻关系；④承担起一家之主的角色，协调好孩子出生后帮助自己分担家务与照料孩子的人员安排，并注意营造愉悦轻松的家庭环境；⑤提前安排好妻子分娩就医事宜；⑥寻求唇腭裂专业机构的帮助，获得唇腭裂患儿出生后的喂养知识以及疾病的治疗与护理的相关知识；⑦需要时可寻求家人、朋友的支持，向他们倾诉，缓解心理压力。如果以上措施无法达到心理调节的效果，则需要寻求专业心理医生的帮助。

5. 唇腭裂患儿家长在何种情况下应接受心理检查与治疗？

唇腭裂患儿家长需要接受心理检查的时期包括胎儿被检出唇腭裂时、孩子出生时、孩子接受首次手术前。出现以下情况时需要心理治疗：①遭受强烈的痛苦或打击，个人或在亲友帮助下无法排解；②不良情绪或痛苦感受的时间持续 1 个月以上；③出现明显的感觉异常、知觉异常或思维异常的情况；④心理因素导致出现社会功能障碍，不能进行正常的学习、工作或社会生活的情况。

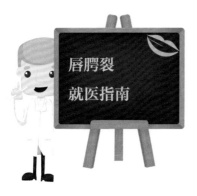

唇腭裂
就医指南

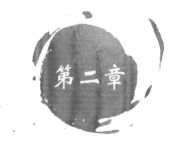

第二章

婴幼儿期唇腭裂的治疗项目与方法

第一节　唇腭裂患儿的喂养

1. 为什么部分刚出生的唇腭裂患儿不会吃奶？

只有唇裂没有腭裂的患儿，口腔、鼻腔不相通，吸吮时口腔可以保持正常的负压，所以绝大多数唇裂患儿可以正常地进行母乳喂养或奶瓶喂养。而腭裂的患儿，由于口腔、鼻腔相通，吸吮时口腔可能不能保证正常的负压，造成呛奶或者吸吮无力。

2. 唇腭裂患儿可以母乳喂养吗？

提倡母乳喂养是因为母乳中含有可以增加患儿抵抗力的营养成分，这是其他任何配方奶粉都无法达到的效果。虽然唇腭裂患儿比正常婴儿吸奶困难，但仍然推荐尽可能母乳喂养，只要掌握正确的喂养方式，唇腭裂患儿是可以进行母乳喂养的。若患儿实在无法吮吸母乳，家长可将母乳挤出，用唇腭裂专用奶瓶进行喂养。

3. 如何正确喂养唇裂患儿?

母乳喂养时母亲应采取舒适正确的坐姿，清洁乳房并按摩，使乳汁容易被吸出。按摩步骤如下：

（1）一只手从乳房下面托住并顺势向腋窝方向轻轻地揉乳晕，另一只手轻轻地挤压乳房。

（2）一只手按住腋下部位，另一只手掌托住一边乳房并轻轻向上推，同时两手贴紧乳房四周以手指指腹由内而外打圈按摩。

（3）用示指和中指贴紧胸部夹起乳头，并顺势轻轻向外牵拉乳头。

（4）乳头凸出后母亲以 45°角怀抱患儿，采用面对面的方式进行喂养（图2-1-1）。

在喂养过程中家长需要注意的是，完全性唇裂患儿由于嘴唇裂开，吸吮时容易漏气，此时母亲可以用手指指腹堵在唇裂部位，以使口腔密闭而有

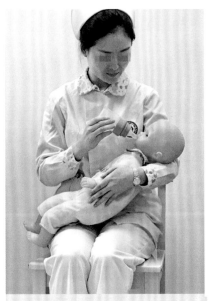

图 2-1-1　正确的喂养体位

利于吸吮。喂奶过程中应随时观察患儿，如果患儿出现溢奶或口唇颜色发青时，立即停止喂奶。

4. 如何正确喂养腭裂患儿?

在临床上我们发现很多腭部裂隙比较窄的患儿，是可以直接母乳喂养或奶瓶喂养的。对于腭部裂隙比较宽的患儿，因为其口腔、鼻腔相通，吸吮乏力，建议将母乳用吸奶器吸出后用专用奶瓶或奶嘴喂养（图 2-1-2）。父母可以选择十字形开口的奶嘴（图 2-1-3）而不用圆孔状开口的奶嘴。因为十字形的奶嘴需要一定的负压才会向外打开，而圆形奶嘴不需压力就可自行流出奶，容易造成患儿呛咳及误吸。此外，奶瓶应选择软性可以挤压的瓶身（图 2-1-4），这样在喂养时可以配合孩子的吸吮动作挤压瓶身，帮助孩子进食。

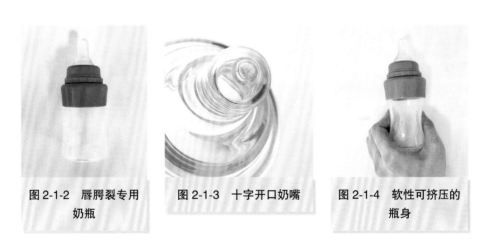

图 2-1-2　唇腭裂专用奶瓶　　　图 2-1-3　十字开口奶嘴　　　图 2-1-4　软性可挤压的瓶身

如果裂隙特别宽，患儿无法适应母乳或奶嘴喂养，也可以采用汤匙或带硅胶汤匙的奶瓶（图 2-1-5）喂食。

如果无法适应汤匙喂养，尤其是早产低体重患儿，也可以用滴管（图 2-1-6）喂养。当然喂养时均要体位正确：母亲坐姿舒适正确，以 45° 角怀抱患儿，采用面对面的方式进行喂养（图 2-1-1）。

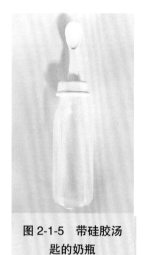

图 2-1-5 带硅胶汤
匙的奶瓶

图 2-1-6 滴管

5. 唇腭裂专用喂养工具有哪些？

　　唇腭裂专用奶瓶是根据唇腭裂患儿的进食特殊性制作而成的，可以让患儿用较少的吸力吸吮到奶液。若腭裂裂隙过大或不能适应奶嘴喂养的患儿，也可用带硅胶汤匙的奶瓶（图 2-1-5）或滴管（图 2-1-6）喂养，还可以到医院通过唇腭裂术前正畸的方法缩窄裂隙、封闭口腔与鼻腔之间的通道来帮助喂养（图 2-1-7，图 2-1-8）。

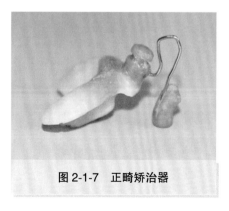

图 2-1-7　正畸矫治器

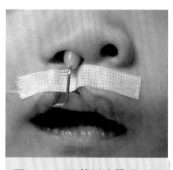

图 2-1-8　配戴矫治器后，矫
治器将鼻腔与口腔分隔

6. 如何避免唇腭裂患儿呛奶？

唇腭裂患儿因为先天的生理结构异常，更容易呛奶。以下方法可避免呛奶：

（1）喂奶时机适当：不应在患儿哭泣或欢笑时喂奶，不要等患儿已经很饿了才喂奶，也不要在患儿已经吃饱了还喂奶。

（2）姿势体位要正确：喂奶时，患儿应斜躺在妈妈怀里，患儿身体与地面成45°角。

（3）控制速度：妈妈泌乳过快、奶水量过多时，可用手指轻压乳晕，减少奶水流出。奶瓶喂养时，奶嘴孔不宜过大。

（4）控制食量：每次进食不宜过多过饱，尤其是手术后或患儿感冒生病时，一次进食量应控制在平常的2/3左右，即七成饱即可。

（5）注意观察：一定要边喂奶边观察，乳房和奶嘴不能堵住患儿鼻孔。当患儿出现溢奶或口唇颜色发青时，一定要立即停止喂奶。

（6）拍出胃内气体：吃完奶后，将患儿直立，靠在肩头，手掌微收呈空心状，轻拍患儿背部（图2-1-9），直到听到患儿打嗝，再竖抱15分钟，将头偏向一侧放于床上休息。

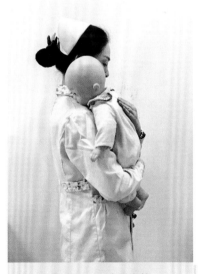

图 2-1-9　拍嗝姿势

7. 婴儿呛奶了该怎么办？

1岁以内的婴儿由于其咽喉软骨、吞咽反射都未发育成熟，加之婴儿期的胃呈水平位，若喂养过程中患儿进食过急、过快，喂食过饱或喂完后未拍嗝等，均可导致婴儿呛奶。呛奶严重时可引起误吸导致窒息，危及患儿生命。因此，家长必须了解和掌握呛奶后的紧急处理方法。

如果孩子出现呛奶，嘴唇脸色发紫或者本来在哭闹，却突然不哭了，家长应立即把孩子的脸朝下趴放在自己的前臂上，用手托住孩子的头部和颈部，把托孩子的手臂放在大腿上。让孩子的头部低于身体的其他部位，手掌拍打患儿背部将呛入的东西拍出并清理呼吸道（图2-1-10）。

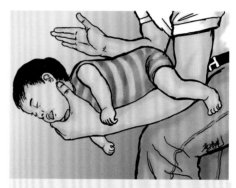

图 2-1-10　呛奶的紧急处理

第二节　婴儿期一期手术前的正畸治疗

1. 什么是婴儿期术前正畸治疗？

唇腭裂正畸治疗是唇腭裂序列治疗的重要组成部分，从孩子出生到长大成人，每一个治疗阶段都有对应的正畸治疗，以确保手术的顺利进行和达到更好的术后效果。本节介绍内容是针对婴儿期，即从孩子出生到接受唇裂一期修复术这一阶段的术前正畸治疗。

从 20 世纪中叶至今，唇腭裂术前正畸治疗经过了 60 多年的发展。早期术前正畸治疗的目的在于缩窄裂隙的宽度、纠正前颌骨的突度、降低关闭裂隙的难度（图 2-2-1，图 2-2-2）。

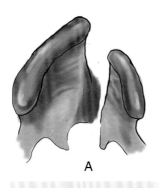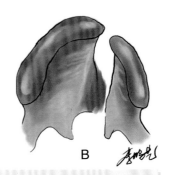

A   B

图 2-2-1　单侧完全性唇腭裂牙槽突治疗前后的变化
A. 治疗前　B. 治疗后

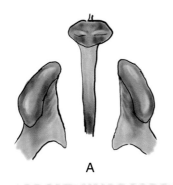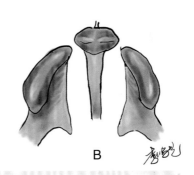

A   B

图 2-2-2　双侧完全性唇腭裂牙槽突治疗前后的变化
A. 治疗前　B. 治疗后

随着临床上对唇鼻外形修复标准的不断提高，20 世纪 80 年代末，学者利用出生后婴幼儿鼻软骨仍具有可塑性的特点，开始通过鼻 - 牙槽突矫形治疗，在改善牙槽突骨段畸形的同时改善鼻部畸形。鼻 - 牙槽突矫治器由口内引导板和鼻撑组成（图 2-1-7）。引导板能够纠正颌骨畸形，鼻撑能够对鼻部形态进行塑形。治疗的时候还需要应用免缝胶布将裂隙两侧的唇部组织拉近（图 2-1-8）。

唇腭裂孩子不仅是唇部和（或）腭部裂开，同时还伴发有鼻畸形和颌骨畸形，早期对这些畸形进行干预能够对整体治疗起到事半功倍的效果，包括：

（1）改善唇鼻的对称性，缩窄唇部及牙槽突裂隙的宽度，降低手术难度，提高手术效果。

（2）在缩窄牙槽突裂隙的同时能够调整牙槽突骨断端纵向的落差，有利于以后牙齿的萌出。

（3）纠正舌体放置的位置，促进舌体的正常运动。

（4）患者家长主动参与唇腭裂孩子的治疗，增进父母与孩子的情感交流，有利于孩子的身心健康发育。

2. 哪些患儿需要接受婴儿期术前正畸治疗？

鼻 - 牙槽突矫形治疗的适应证较广，存在鼻翼塌陷畸形、牙槽突骨段扭转的唇裂孩子都可以进行术前正畸治疗。一些存在喂养困难的单纯腭裂孩子也可以通过配戴矫治器分隔口腔、鼻腔，辅助喂养。

3. 婴儿期术前正畸治疗的时机和方法是什么？

婴儿期术前正畸治疗没有明确的时间限制，出生后即可开始治疗。尽早开始治疗能够缩短唇腭裂孩子适应矫治器的时间，减少孩子舌体和上肢运动对治疗的干扰。不过新生儿早期容易出现食物反流的现象，此时制取口内印模，可能会增加取模过程中引起窒息或导致吸入性肺炎的风险。

术前正畸并不是一次性的治疗，治疗需要定期按时复诊。治疗过程包括几个方面：获取口内印模（取模）、制作并配戴口内引导板、免缝胶带的使用、鼻撑的安装、引导板的调整、鼻撑的调整。治疗过程虽然繁琐，但是每一次调整后都会看到孩子的容貌变好。

4. 婴儿期术前正畸治疗的流程是什么？

孩子在第一次就诊的时候会进行取模，以获得口内印模用于制作矫治器。

从孩子第一次来就诊配戴矫治器算起，需要就诊 7 次，采用 321 复诊模式。321 复诊模式是根据唇腭裂孩子对矫治器的适应程度、家长对治疗内容理解和接受的程度特别制订的（表 2-2-1）。每一次复诊都会对矫治器进行调整，达到最佳的治疗效果。孩子治疗周期一般为 2~3 个月，根据孩子鼻唇畸形的改善、牙槽突裂隙的缩窄情况，决定是否结束术前正畸治疗进行唇裂一期修复手术。如果孩子的年龄基本达到 3 月龄，体重等其他生理指标达到手术要求就可以进行手术了。

表 2-2-1　321 复诊模式（家庭版）

治疗时间	治疗内容	常见症状	家长了解的内容
初诊	明确诊断，取模、制作并配戴口内托盘	窒息、呕吐、口腔溃疡（犁骨处、唇系带）、出血	学习唇腭裂孩子常用的解剖名词的部位，便于与医生交流
第 1 次复诊（间隔 1 周）	应用人工皮和免缝胶带收紧唇部皮肤	溃疡（唇系带）、面部皮肤过敏刺激、真菌性口炎	学会正确使用免缝胶带，调整喂养习惯
第 2 次复诊（间隔 1 周）	安装鼻撑	溃疡（鼻小柱基部、鼻前庭）、巨型鼻孔	熟记鼻撑安放的位置，学会如何正确清洗鼻腔
第 3 次复诊（间隔 1 周）	调整鼻撑的位置、去除和添加口内托盘树脂材料	鼻翼缘红肿、糜烂，口内托盘脱落（手部作用）	学会如何正确固定孩子上肢
第 4、5 次复诊（间隔 2 周）	去除和添加口内托盘树脂材料、微调鼻撑位置	鼻翼缘红肿、糜烂、口内托盘脱落（舌的作用）	学习如何辅助固定口内托盘
第 6 次复诊（间隔 3 周）	根据孩子全身情况，安排手术	依从性变差，忽略鼻 - 牙槽突矫治器	坚持配戴鼻 - 牙槽突矫治器

注：321 复诊模式是根据孩子对矫治器的适应程度，家长对治疗内容、程序理解和接受的程度特别制订的，数字 321 顺序表示所需要复诊的次数，倒序表示复诊的周期。3 代表 3 次复诊每周 1 次，2 代表 2 次复诊每 2 周 1 次，1 代表 1 次复诊 3 周1 次。

5. 关于婴儿期术前正畸治疗，家长需要了解哪些注意事项？

取模时注意事项如下：①取模前半小时确保孩子没有进食，以防止取模过程中食管反流；②取模的过程中孩子出现哭闹现象，属于正常现象，家长不要惊慌，应积极配合医生工作；③取模结束后不要立即抱起孩子，待医生检查完，确认口内没有异物后再抱起；④模型的制作工序比较繁琐，需要家长配合，耐心等待。

新生儿偶尔会在牙槽突裂隙的边缘呈现出一个软组织包块，包块内充满液体或是一个乳牙的牙蕾（图 2-2-3）。这些牙齿不会发育成具有功能的牙齿，并且可能在矫正过程中阻碍两侧牙槽突骨段直接接触。因此，新生儿异位萌出的牙齿应该被拔除。拔除新生儿牙齿需要几分钟的时间，可在局部麻醉下操作，不需要进行全麻手术。拔除后仍可行术前正畸治疗。

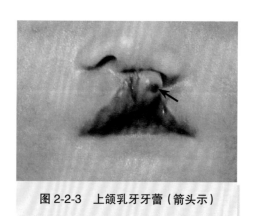

图 2-2-3　上颌乳牙牙蕾（箭头示）

嘴唇部分裂开，无牙槽突裂的孩子可以不采用鼻 - 牙槽突矫形治疗的方法，建议采用鼻模矫形治疗，同样可以达到改善鼻翼塌陷的目的，同时可以避免很多并发症的发生。鼻模矫治的原理是通过免缝胶布的拉力使裂隙侧的鼻孔内收，再通过鼻模纠正塌陷的鼻孔，达到对称的效果（图 2-2-4，图 2-2-5）。鼻模矫形治疗的治疗时间约 3 个月，需要复诊 3 次。

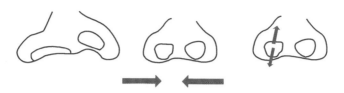

图 2-2-4　鼻模矫形治疗的原理

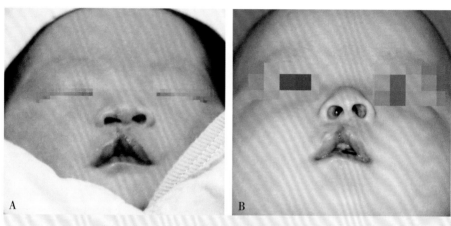

图 2-2-5　鼻模矫形治疗前后鼻孔形态
A. 治疗前　B. 治疗后

鼻模矫形治疗的注意事项：①鼻模矫形治疗需要配合使用免缝胶带，面部刺激的并发症可能会发生；②鼻模矫形治疗不是单纯配戴鼻模，治疗过程中需要根据孩子的鼻孔情况添加材料调整鼻模的形态，达到治疗效果。此外，必须要定期按时复诊。

6. 如何正确清洁和保养正畸矫治器？

鼻牙槽突矫治器需要每天进行清洗，采用假牙清洁片进行清洁处理或低温消毒。可以用凉开水和牙刷刷洗，但不能采用高温消毒、煮沸及高压蒸汽灭菌。

7. 戴用矫治器可能出现哪些不良反应？如何处理？

鼻 - 牙槽突矫形治疗过程同样避免不了并发症。治疗的风险和益处同样应该被考虑，并且应当作为知情同意的一部分告知满怀期望的家长。最常见的并发症是口腔内的压迫性溃疡（图 2-2-6）和鼻腔内的压迫性溃疡（图 2-2-7）。孩子面颊部的皮肤刺激是最常见的情况（图 2-2-8）。还有一些不常见的并发症

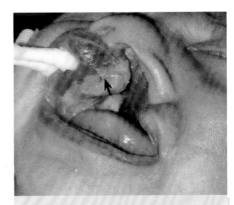

图 2-2-6　口腔内的压迫性溃疡（箭头示）

如巨型鼻孔、T 型牙弓、真菌性口炎、乳牙早萌。

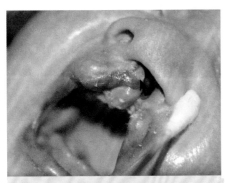

图 2-2-7　鼻腔内的压迫性溃疡（箭头示）

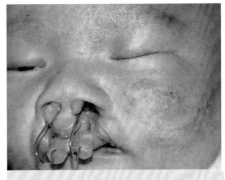

图 2-2-8　面颊部的皮肤刺激

治疗期间的口腔溃疡很多时候都是压迫性溃疡，这些溃疡主要是由腭板或鼻撑过度加力引起的。过度加力会导致在接触点形成压迫性溃疡。应及时与诊治医生联系，当从腭板壁或鼻撑上去除树脂材料数小时后，溃疡会自行愈合。

重点提示：家长在孩子治疗期间一定要定期细心检查孩子口腔，做到

及早发现，及时治疗。

（1）出现皮肤刺激怎么办？

面颊部的皮肤刺激在术前正畸治疗的初期通常都会遇到。如果出现也不用担心，整个治疗仍然可以有序进行。当皮肤刺激发生时，检查并更正或改进弹力胶带的使用方法以缓解皮肤刺激的问题。建议使用皮肤保湿用品。有时可能需要更换基底胶布的材料或是更换基底胶布的位置，以定期缓解皮肤刺激。必要时安排孩子去小儿皮肤科就诊。皮肤刺激的症状可在 1~2 周后得到缓解，不会留下瘢痕。

（2）矫治器经常脱落怎么办？

孩子在刚开始配戴矫治器的时候会出现短暂的不适应期，矫治器会经常脱落，家属不用担心，这属于正常现象，清洗后再次配戴即可。孩子适应后该现象会缓解。

在治疗进行到中后期时，口内引导板调磨后，引导板与牙槽突之间会出现预留的生长间隙，也会出现经常脱落的现象，这也是正常的。

（3）孩子老是用手抓矫治器该怎么办？

孩子长到 50 天以后手部的运动能力加强，会经常用手把矫治器抓掉，增加划伤口腔黏膜的风险，并且影响正畸效果。建议家属采用手肘制动器固定孩子的肘关节（图2-2-9），也可以采用缝合固定的方式将上衣的袖子与裤子固定在一起，防止孩子抓矫治器。

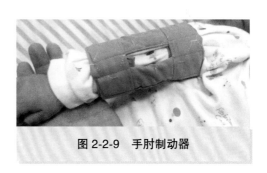

图 2-2-9　手肘制动器

第三节　唇腭裂手术的麻醉

1. 为什么做手术时需要麻醉？

疼痛应该是手术操作给人的首要印象。说到疼痛，人们的口头禅"痛死了"并不完全只是夸张或一句玩笑话。身体遭受的创伤会传向"指挥官"大脑，受伤者可能会觉得各种难受，最终导致疼痛性休克，甚至死亡，所以"痛死了"确有可能。

麻醉就是要打断这种过程，"欺骗"我们的大脑，进而让身体忽略伤害，仍然按照常态来工作，让患者感到舒适。但是，过量的麻醉药物可能会带来各系统不可逆的损伤，所以这种舒适是有代价的。麻醉科医生踩着舒适与安全这块平衡板，在保证患者生命安全的前提下，满足手术需要，尽量让患者感到舒适。

2. 唇腭裂手术有哪些常用的麻醉方式？

唇腭裂手术常用的麻醉方式包括局部麻醉和全身麻醉。局部麻醉和全身麻醉的区别就像它们各自的名字一样直接明了，局部麻醉就是麻醉局部，全身麻醉就是麻醉全身，它们的区别在于各自作用的部位不同。

全身麻醉采取的是"擒贼先擒王"的策略，直指中央，作用于患者的大脑。因为作用于最高"司令官"，所以全身各部位都不感知疼痛了，患者就处于镇静沉睡的状态（图 2-3-1）。

局部麻醉是通过注射局麻药物，设置路障，大脑收不到这一区域的伤害信息，而其他部位仍然正常工作。由于大脑工作不受影响，患者是清醒

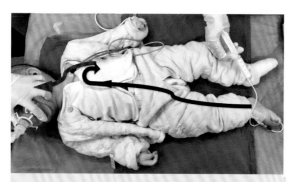

图 2-3-1 全身麻醉药物经静脉回到心脏，再由心脏泵出作用于大脑

的。直接在手术部位注射局麻药物的叫局部浸润麻醉，在神经走行部位上注射局麻药的叫神经阻滞麻醉（图 2-3-2）。

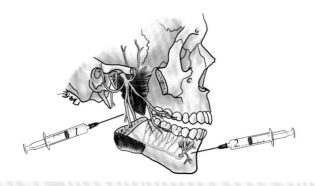

图 2-3-2 局部浸润麻醉（注射器 2），阻断受伤区域末梢神经向大脑传递信息，麻醉区域较局限，只在浸润部位。神经阻滞麻醉（注射器 1），在神经支干走行部位上阻断神经向大脑传递信息，作用区域相对广泛些，神经支干支配区域均会受到麻醉作用。理论上整个神经支干部位都可做神经阻滞，实际上麻醉医生会选择在表浅部位操作（黄色线条示意神经）

3. 如何选择麻醉方式？

唇腭裂患儿的手术部位相对局限，从局部麻醉与全身麻醉的区别来看，理论上局部麻醉也是可以胜任的，为什么要全身麻醉呢？

首先，有过医院就医治疗经历的人都知道，不要说做手术，就是打针、输液也让人紧张，更何况孩子需要独自面对陌生的环境、陌生的人，还要接受手术，这种紧张害怕单靠局部麻醉是没有办法消除的。

其次，成人可以配合手术医生保持同一姿势躺在手术台上 1~2 个小时，但孩子是很难做到的，更何况是襁褓中的婴幼儿，局部麻醉下患儿身体不断活动，会使手术难以进行。

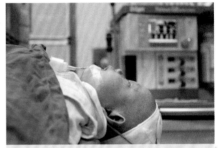

最主要的是，局部麻醉的作用局限，难以达到唇腭裂手术的要求。

因此，在唇腭裂手术中全身麻醉更合适、更安全（图 2-3-3）。对于儿童及婴儿而言，全身麻醉就是"睡一觉"的感觉，无痛且舒服。

图 2-3-3　气管插管的孩子，用呼吸机维持呼吸

4. 全身麻醉对孩子的大脑有损伤吗?

迄今为止并没有确切的科学研究得出全身麻醉会影响身体健康的结论。目前所使用的主流麻醉药物大都代谢时间短，患者术后能很快苏醒，体内药物残留极少。从药物代谢的角度来说，全身麻醉的作用会随着药物代谢消尽而终止。每年在美国有超过 600 万的儿童接受麻醉，其中大部分为全身麻醉。我国更是数倍于此，其中不乏接受多次全麻手术的儿童。对于通过全身麻醉接受手术治疗而从病痛中恢复的孩子来说，这是医疗科技发展到今天，医者能够提供的最稳妥有效的方法了。

5. 麻醉前需要哪些准备?

无论多么完善的方案，经历一场全身麻醉的手术治疗也如同进行了一场艰苦的体能比赛一样，让人精疲力尽，所以保持身体的最佳状态来

迎接手术会使术后恢复更加容易。同时，为了尽量减小麻醉风险，保障手术平稳，需要避免感冒症状，全身麻醉手术前患者应严格遵守医嘱禁饮禁食。

进入手术室前患者应更换手术专用病员服，取下身上所有饰物和活动假牙。年幼孩子需要穿着开衫，方便全麻术中观察、连接心电监护仪和紧急情况下的抢救。

为了减少麻醉后的不良反应和并发症，麻醉科医生需要在手术前对患者全身状况和重要器官功能进行充分评估，以评定患儿是否能够承受全身麻醉，并选择适当的麻醉药物和方法。具体包括收集静脉血进行实验室检查，同时拍胸片、做心电图等。部分唇腭裂患儿可能合并先天性心脏病，需要去专科医生处就诊，仔细评估后行全身麻醉。

麻醉前一天麻醉科医生会探视孩子，询问家长孩子的生长发育情况及病史，明确有无发热、咳嗽、咳痰等症状，评估孩子对麻醉的耐受情况，告知可能的麻醉风险，回答家长关于麻醉的问题。

麻醉当天开始麻醉前，麻醉科医生会提前调试麻醉相关仪器，准备好每个孩子麻醉需要的药物和相应器械。孩子进入手术室前和进入手术室后均会评估孩子的情况，排除绝对的麻醉禁忌，才开始实施麻醉。

6. 唇腭裂手术有哪些麻醉风险？

麻醉发展了近 200 年，到今天已相当成熟，每年有数千万人通过全身麻醉进行手术，从疾病中恢复，足见现代麻醉是比较安全的，但并不是说没有风险。事实上所有操作都有其风险性，只是大小差异而已。

平时我们喝水呛到时，会因为水对声门、气管的刺激产生剧烈的咳嗽，而全身麻醉需要气管插管，即往声门、气管里插入一根管子用于通气，可想而知其刺激很大（拔管时刺激同样强烈）。气道为了将异物排出会引发剧烈咳嗽，甚至出现喉头、气道的痉挛，进而出现憋气。如若得不到及时处理，就会缺氧窒息，甚至死亡。全身麻醉药物会抑制这些剧烈气道反应，让插管顺利进行。但孩子由于发育不完全，对异物刺激相对敏感，插管、拔管时发生喉头、气道痉挛的概率大增，如果还有感冒症状，气道更加敏感，因而不主张在感冒期间手术，需待感冒症状消失，再行手术。

在麻醉状态或术后麻醉苏醒期间，患者可能出现恶心、呕吐，这是常见的全麻后反应，家长不要惊慌。但是，如果全麻前后没有严格禁饮禁食，胃没有完全排空，患者在意识不清时发生呕吐，轻则引起肺炎，重则危及患儿生命。术前遵照医护人员要求，严格禁饮禁食能极大程度地减少此类风险，这也是全身麻醉如此重视禁饮禁食的原因。

当然，麻醉过程也会有麻醉药物过敏、插管造成黏膜损伤等风险。

患者在术前与麻醉科医生谈话中应如实汇报自身疾病、身体近况，切忌欺骗，因为隐瞒病情可能给患者带来极大的隐患甚至威胁生命。

7. 全身麻醉术前的饮食有哪些注意事项？

为了尽量减小麻醉风险，保障手术平稳，术前需要严格合理禁饮禁食。具体时间可参照美国麻醉医师协会（ASA）2017年术前禁食指南（表2-3-1）。禁饮禁食几小时对孩子身体没有影响，并且在手术中会静脉输液补充水分和营养物质，保证孩子的需求。

表 2-3-1　手术麻醉前建议禁食时间

食物种类	最短禁食时间 / 小时
清饮料、水	2
母乳	4
婴儿配方奶粉	6
牛奶等液体乳制品	6
淀粉类固体食物	6
油炸、脂肪、蛋及肉类食品	可能需更长时间，一般应≥8

8. 禁食期间偷偷给孩子喂食有什么危害？

禁食期间孩子如果哭闹得厉害，可以在医生指导下喂服专为患者手术前后提供能量和营养补充的饮品，例如术能饮料或者糖水，但必须遵照严格时间和剂量，一定注意不能擅自或者随意让孩子进食。如果孩子自己趁家长不注意，在规定时间以外进食，一定要立即告知医护人员。偷偷给孩子喂食，全身麻醉前胃里还有食物残留，在麻醉状态时发生呕吐，如果不能将呕吐物顺利排出口腔外，停留在咽腔的呕吐物很可能会进入气管，轻则引起肺炎，重则阻塞气管，造成窒息，危及患儿生命。

9. 全身麻醉就是注射催眠药吗？

关于全身麻醉，常见的谣言包括"某种药物从你鼻尖飘过或放入水中让你喝上一口，就能让你失了神志，任人摆布""麻醉科医生只要给你打上一针，你就会平静地睡去，没有烦恼和疼痛，安宁地接受令人痛苦的手术，直到术后一觉醒来"。

全身麻醉就像"深度睡觉"一样，让大脑休眠并完全不能感知伤害信息。患者进入手术室后医生会先用面罩让患者吸入少量麻醉药使其安静配

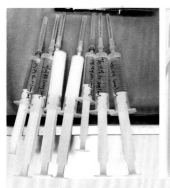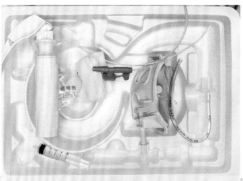

图 2-3-4　部分麻醉药物、插管工具

合，再通过静脉留置针注入麻醉药（图 2-3-4）。药物通过静脉注入或呼吸道吸入到达血液，运送到大脑，大脑就进入休眠状态，关闭所有感知，对神经传递来的创伤信息不作反应，不会下达让身体应激备战的命令，身体就会仍然按常态运行。

为了防止缺氧，需要术中由麻醉科医生管理、控制呼吸。现代麻醉采用气管插管来解决这一问题，经口腔向气管内插入一次性导管，外接呼吸机进行通气代替自主呼吸（图 2-3-5）。待手术结束，麻醉作用削减，患者自主呼吸恢复良好，意识逐渐清醒时，麻醉科医生拔除导管（图 2-3-6，图 2-3-7）。为了稳定循环系统，麻醉科医生会全程检测患者的心率、血压

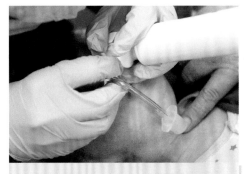

图 2-3-5　插入气管导管

（图 2-3-8），并根据手术进程及重要器官功能选择药物种类和剂量，调节麻醉深度，以及准备好各种相应的急救措施。麻醉科医生会要求患者术前禁饮禁食，并在术中为患者输注止吐药物来控制术中、术后恶心、呕吐的发生。

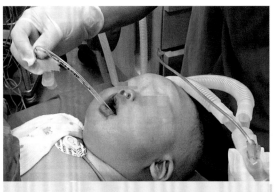

图 2-3-6　拔除气管导管

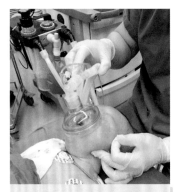

图 2-3-7　拔管后继续吸氧

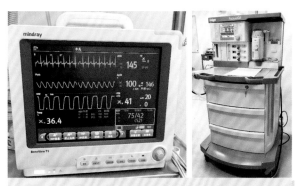

图 2-3-8　监护仪和麻醉机是麻醉医生的好朋友，是
麻醉医生保护每一位患儿的武器

　　当然还有其他一系列的操作，并不是每一位患者都会需要，这里就不一一讲述了。麻醉绝不仅仅是一针麻醉药，从术前访视、术中看护、急救到术后镇痛都是麻醉科医生的职责，特别是在手术全程中，麻醉科医生会默默地站在手术医生背后，保障每一位患者的手术安全、平稳、无痛，所以麻醉科医生是手术中患者生命的守护神（图 2-3-9）。也许对患者而言，麻醉科医生只是匆匆一面，但对于麻醉科医生来说，每一个患者都是生命相托，容不得半点忽视。

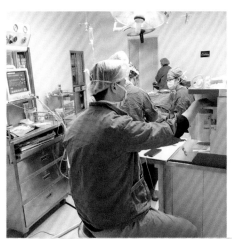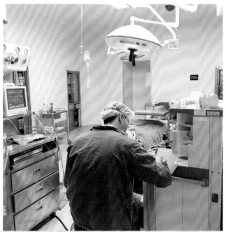

图 2-3-9　在手术医生背后默默守护患儿的麻醉科医生，从麻醉开始到麻醉结束

10. 全身麻醉后有哪些注意事项?

全身麻醉拔除气管导管后的前几个小时,麻醉药物在机体会有残留,咽喉部的呛咳保护反射还没有完全恢复,进食同样有误入气道的风险。因此,仍然需要禁饮禁食。具体术后多长时间可以喝水进食,与麻醉时间及患儿病情有关,请咨询麻醉科医生。

尽管麻醉科医生会在术中输注止吐药,但是全身麻醉后恶心、呕吐还是很常见,并且在进行口腔颌面外科手术后发生率更高,家长不要惊慌,一般几天后就会好转。患儿呕吐时可将其头部放低,让呕吐物流出。

进行唇裂手术的患儿一般月龄小,体重低,手术后应注意保暖,同时尽量让孩子平卧休息。

腭裂手术后容易引起气道不通畅,注意抱孩子时保证头后仰姿势,不要弯曲颈部,打鼾严重可以侧着睡觉。

11. 小下颌唇腭裂患儿麻醉与普通唇腭裂患儿麻醉有什么不同?

唇腭裂患儿合并小下颌,舌头往后坠,容易堵住咽喉处,可能会出现睡觉打呼噜(打鼾),术前需注意患儿侧卧位睡觉时鼾声是否减轻,是否出现口唇颜色发紫,是否睡觉憋醒。

小下颌患儿麻醉时医生会更加注意,气管插管、拔管会更加小心。

特别是腭裂手术后咽腔更小,睡觉时鼾声比术前可能更响,会张口呼吸,建议患儿侧卧睡觉。几天后手术引起的水肿会逐渐消退,打鼾会减轻,孩子自己也会慢慢适应口腔里的变化。

12. 唇腭裂手术有时麻醉不成功的原因是什么？

经过详细的术前评估和准备，唇腭裂手术麻醉不成功的概率还是很小的。最常见麻醉不成功的原因是气管插管困难，一般反复尝试几次气管插管失败，麻醉科医生可能会建议暂时放弃麻醉和手术，等几个月孩子气道发育更完善后再次进行麻醉和手术。

13. 多次麻醉对身体健康有什么影响？

美国食品药品监督管理局（FDA）的建议是：对于 3 岁以下儿童或在妊娠最后 3 个月的妇女，重复应用或长时间（手术时间超过 3 小时）使用全身麻醉和镇静药物，需要权衡手术的风险和获益。

其实，每个手术都需要衡量风险和获益。所以父母该如何抉择呢？对于急诊、急救手术，挽救生命、挽救重要功能的手术，属于人命关天的情况，当然手术获益远大于风险。

唇裂伴腭裂的孩子需要在 3 岁之前实施的一般是 1 次唇裂手术和 1 次腭裂手术，前者是为了最大程度恢复孩子的颜面美观，后者是为了在孩子语言和听力发育高峰期（1 岁开始）前恢复孩子的正常解剖结构，都是属于手术获益大于风险的手术。

第四节　唇裂的手术治疗与围手术期护理

1. 孩子多大年龄时修复唇裂最好？

唇裂成功修复越早，越有利于早期纠正鼻唇畸形，也有利于孩子和家长的心理健康。一般在 3 月龄时进行唇裂修复。这基于以下考虑：3 月龄的孩子已经度过新生儿期，家长已经掌握了孩子喂养的生活规律，有利于平稳度过手术期。此时孩子唇部解剖标志点已经清晰，利于医生精确辨别操作。

2. 错过了唇裂手术的最佳年龄有什么影响？现在该怎么办？

错过手术的最佳时机过久，会导致畸形更加明显，例如鼻唇更加不对称，牙槽骨更加扭转、更加前突，裂隙更宽等。这时就更应该慎重地选择手术医生，因为严重的畸形增加了手术的难度，需要更有经验、更先进的治疗技术来完成唇裂修复，挽回错过最佳治疗时机的损失。

3. 唇裂手术是大手术，还是小手术？

和心、肺等重要脏器的手术相比，唇裂修复手术是小手术，毕竟手术部位不涉及生命器官。但唇裂修复手术成功与否，将极大地影响孩子今后鼻唇的外形，影响孩子及家长的心理。况且唇裂修复手术区域就在方寸之间进行，容不得半点偏差。从这个角度讲，唇裂修复手术就是大手术，是影响孩子及家长终身的大手术。

4. 唇裂手术是直接拉拢缝合，还是要取身体其他部位的组织来填补裂隙？

唇裂修复手术不需要取身体其他部位的组织来填补裂隙，但也不是简单地把裂隙两边的组织拉拢缝合，而是需要科学合理的设计，通过一定的切口，把错位的组织移动到正确的位置缝合，还需要把深处的肌肉也重新恢复到正确位置缝合固定。

5. 唇裂手术复杂吗？

一些观点以为唇裂手术只是封闭一个裂隙，属于简单手术，但事实并非如此。面对"千姿百态"的畸形，如何最大限度恢复鼻唇的对称性，重建出惟妙惟肖的鼻唇细微结构，并且能够长期维持，这是一个相当精细复杂的过程，需要手术医生通过科学合理的设计、复杂精确的操作来实现，并不是简单的切开、缝合。

6. 唇裂手术有什么风险？

唇裂手术的风险包含两个方面：一是手术过程中的风险，这是因为唇裂手术都需要对孩子进行全身麻醉，全身麻醉需要使用一些麻醉药物，同时需要在孩子的气管里插入导管，连接呼吸机，代替孩子自己的呼吸，并且全身麻醉会造成身体生理功能的波动。总体来说，全身麻醉可能出现的窒息、心脑血管意外、药物过敏等并发症是唇裂手术的一大风险。另一方面是唇裂手术本身的术后并发症的风险，包括伤口感染、伤口裂开、术后外形不美观。

7. 单侧唇裂一期手术怎么做?

单侧唇裂的修复方法是参照没有裂隙那一侧的上唇和鼻孔的形状,把裂开那一侧的上唇、鼻孔恢复到和正常一侧对称的样子。手术先设计合适的切口,按照切口切开皮肤,像拼图一样,把上唇由于裂隙而移位的组织移动到正确的位置,使上唇的外形恢复到唇峰平齐,唇宽对称,唇珠丰满的样子。同时将裂隙两边裂开的肌肉分离出来,在正确的位置缝合在一起,使上嘴唇肌肉的功能恢复。再加上缝线的悬吊,把塌陷的鼻孔恢复到和对侧的鼻孔一样对称(图 2-4-1,图 2-4-2)

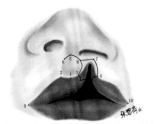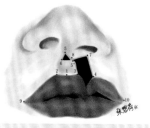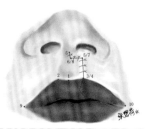

图 2-4-1 单侧不完全性唇裂华西法整复术示意图

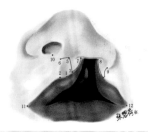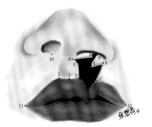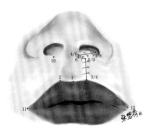

图 2-4-2 单侧完全性唇裂华西法整复术示意图

8. 双侧唇裂一期手术怎么做?

不像单侧唇裂,双侧唇裂没有正常的嘴唇、鼻孔形态可以参照,需要医生根据孩子局部裂隙两侧组织的多少、裂隙的严重程度，把裂成三部分的上唇重新缝合成一个完整的上唇。利用前唇组织形成合适的人中形态，包括人中宽度、长度合适，再利用两侧唇的红唇组织形成新的红唇。要求新的上唇具有对称的唇峰，丰满的红唇，瘢痕不明显，鼻孔宽度适中。还需要把塌陷低平的鼻小柱、鼻翼恢复，有一个比较挺拔的鼻小柱，形成美观的鼻子、嘴唇形态。医生还需要把两侧裂隙内的肌肉分离出来，缝合在一起，这样才能形成可以整体协调运动的嘴唇（图 2-4-3）。

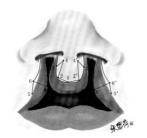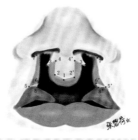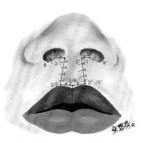

图 2-4-3　双侧唇裂华西法整复术示意图

9. 为什么一期手术对于整体治疗效果至关重要？

俗话说"万事开头难"，成功的一期唇裂修复手术，不仅恢复了唇鼻的外形，还把内在的肌肉也恢复到了正常位置，这样美观的唇鼻外形可以随着年龄增长保持下去。如果一期手术设计不当，丢弃过多组织，没有恢复肌肉的正常位置，以及并发术后感染、裂开，遗留严重瘢痕的话，不仅鼻唇外形即刻恢复不佳，伴随时间的推移，畸形会更加严重。唇鼻的组织量稀少珍贵，无法再生，一期手术如果遗留严重畸形，即使再有经验的医生也无法妙手回春。

10. 入院手术前需要准备些什么?

唇裂孩子要求达到 10 周龄以上，体重在 5kg 以上，且近 2 周内无感冒、腹泻等症状，没有心脏等重要脏器的严重疾病。入院时带上孩子平时习惯进食的奶粉，在住院期间最好不要更换奶粉品牌及种类，以防止突然更换奶粉导致孩子的胃肠不适应而出现消化不良性腹泻。对于母乳喂养的孩子，无须改变喂养方式，术后孩子仍然可以母乳喂养。入院时必须带上相应的证件如医保卡、户口本、身份证以方便办理入院，并携带日常换洗衣物。因为注射预防针期间不是孩子的最佳生理状态，所以孩子入院前几天是不适合打预防针的，建议疫苗接种的时间距离术前或术后至少间隔 1 周。

11. 唇裂手术前需要进行哪些检查?

入院前的常规儿童保健检查包括孩子的体重，心脏、肺、肝脏等重要脏器的检查。

因为手术需要在全身麻醉下进行，全身麻醉会暂时改变身体的生理功能。如果身体本来具有某些疾病，可能会增加发生麻醉意外的风险，甚至危及生命。因此，入院后必须进行必要的检查，了解孩子身体是否能够承受麻醉和手术。

(1) 抽血检查：通过血液检查孩子肝脏、肾脏、血液系统是否正常。

(2) 小便检查：通过小便检查肾脏是否正常。

(3) 胸片检查：通过胸部 X 线检查肺、心脏是否正常。

(4) 如果需要，还可能会进行心脏彩超检查。

12. 哪些情况下需要暂缓手术?

出现下列情况,孩子近期不适宜进行唇裂手术。

(1)孩子体重低于 5kg,血红蛋白低于 100g/L。

(2)抽血检查、尿液检查、胸片检查有明显异常。

(3)孩子处于呼吸道、消化道、尿道感染期。

(4)心脏、肺、肝脏、肾脏等重要脏器有严重疾病。

(5)喉部、气管发育不全,影响麻醉插管。

(6)嘴唇周围有严重湿疹,皮肤感染破溃。

13. 唇裂手术前如何评估孩子是否健康?

唇裂手术因为是全身麻醉手术,所以对患儿的身体状况要求比较严格。通常来讲,一期的唇裂手术需要 2 月龄以上身体健康的孩子才可以实施全身麻醉。怎么评估孩子是否健康,除了观察其有无生病的症状(如咳嗽、流鼻涕、拉肚子)以外,还需要评估其体格生长发育以及行为发育情况等。通常来讲正常范围如表 2-4-1。

表 2-4-1　体格生长发育及行为发育情况评估表

月龄	体重 /kg		身高 /cm		行为发育
	男	女	男	女	
2	4.3~6	3.4~4.5	52.1~57	51.2~55.8	能俯卧抬头 45°
3	5.0~6.9	4.0~5.4	55.5~60.7	54.4~59.2	能再俯卧抬头 90°,可从俯卧位变为侧卧位
4	5.7~7.6	4.7~6.2	58.5~63.7	57.1~59.5	俯卧可用两手支撑并抬起胸部
5	6.3~8.2	5.3~6.9	61~66.4	59.4~64.5	扶腋下能站立,能直腰靠背坐

14. 唇裂手术前如何护理?

为确保麻醉手术安全进行,手术前一定要确保患儿处于一个良好的状态。要保证患儿手术前 2 周无发热、流涕、腹泻、咳嗽等上呼吸道感染症状,同时也需筛查患儿有无合并全身性的其他疾病,如心脏病(剧烈哭闹时嘴唇发紫)、疝气(剧烈哭闹时腹部有包块凸出)、小下颌(睡觉时常有憋气、打鼾明显等症状)等疾病,如果有类似的情况或家长感觉到任何异常情况请及时告知医务人员,以便对患儿进行全面的身体评估。

入院后需要严格检测患儿的生命体征(如体温、脉搏、呼吸、血压等)。同时因为唇腭裂患儿较正常群体的小朋友更容易引起呼吸道感染,所以术前一定要注意预防呼吸道的感染。

此外,还需要家长配合的是让患儿适应术后的喂养方式。唇裂手术后均不需要改变喂养方式,即手术前直接吃母乳,术后也可以直接吃母乳;手术前用奶瓶喂养,术后也可以用奶瓶喂养,不一定要求汤匙喂养。但需要注意的是,因为伤口的良好愈合需要清洁的口腔环境,术后会要求患儿饮用白开水,以保持口腔清洁,所以需要家长提前让患儿适应进食白开水。

15. 唇裂手术后不能喂母乳吗?

唇裂术后可以正常喂母乳,不用担心哺乳会造成唇部伤口出血或裂开。

16. 唇裂手术后如何喂养?

做完唇裂修复手术后,饮食上不用改变喂养的方式,也就是说术前孩子进食使用的是勺子、奶瓶或母乳喂养,那术后也继续这样喂养。这是因为孩子在吸奶时，嘴唇的运动是"O"型，吸奶时是用舌头包裹奶嘴或乳头用两侧脸颊用力，并非是在唇部，所以不会影响唇部伤口的愈合。食物的类型和手术前吃的一样就可以，大月龄已经添加辅食的孩子一样可以吃辅食。每次吃完均记得喝温白开水保持口腔清洁。

17. 唇裂手术后伤口如何护理？

唇部组织疏松，术后可能出现一定的肿胀和轻微渗血，可以自行消退。如果肿胀特别明显，出血不止的话，医生会作出相应处理。

保持伤口清洁，有助于伤口愈合，减少瘢痕的形成。术后不需要使用消毒液来消毒伤口，采用无毒、无害、无刺激的医用生理盐水清洁伤口即可。具体的方法是：先用生理盐水浸湿棉签，再用生理盐水棉签清洗伤口以及伤口周围的皮肤，最后在伤口外涂抹具有消炎、保湿及祛疤的药物（硅酮敷料），建议每天清洗伤口两次。为减少伤口张力及术后出血，应尽量避免孩子哭闹，避免碰伤和孩子自己抓伤，家长应看护好孩子，对年龄较小的孩子建议使用手肘制动器，这样把手肘固定起来之后，孩子的手就不会抓到伤口了。

18. 如何防治手术后伤口发炎？

术后注意保持伤口清洁，对于体质弱、裂隙宽、张力大的孩子适当给予抗生素预防感染就可以有效防治唇裂术后伤口发炎。

19. 手术后低热是不是感染了？

手术后的低热更多是由于手术本身造成的炎性物质进入血液造成短暂的体温升高。单凭体温升高不能说明伤口有感染，更主要的是观察唇部伤口有没有过分红肿，有没有脓液流出。

20. 手术后低热会影响伤口愈合吗？

手术后单纯低热不会影响伤口愈合。如果发热是伤口感染引起的，就会影响伤口愈合，造成愈合延迟。

21. 如何判断术后患儿是否疼痛？

唇裂孩子一般仅 3 个月大，对于疼痛无法用语言表达，家长对孩子疼痛的判断主要根据其行为表现，包括啼哭、表情、动作反应、身体姿势、活动、烦躁程度或异常安静等。我们可以对孩子的疼痛进行治疗，包括使用镇痛药物、播放音乐、让最亲近的家长来陪伴患儿。

22. 唇裂手术后有哪些并发症？如何处理？

（1）出血：唇裂手术表浅，由于孩子的哭闹，会有少许的渗血，可以不特别处理。如果是持续的出血，可以局部压迫来止血。

（2）感染：对于一些体质弱、裂隙宽大的孩子，手术区域偶尔会出现感染，表现为伤口红肿、针眼溢脓。这时需要加强局部伤口的清洁消毒，配合使用抗生素治疗感染，减少嘴唇的张力，控制住感染，促进伤口的愈合。

（3）伤口裂开：一些裂隙宽大的唇裂，手术后张力大，如果再继发不容易控制的感染，伤口可能会裂开，发生这种情况，只能半年以后重新做手术修复。

（4）术后外形不满意：唇裂手术后或多或少会遗留一些不完美的地方，对于遗留的畸形，可以根据畸形大小在后期合适的时间进行二次修复。

23. 如何正确认识唇裂手术后的效果及变化？

医生和家长一样，都希望一次手术后，唇裂孩子的外形焕然一新，漂漂亮亮，但由于畸形先天存在，裂隙两侧组织或多或少有量的不足，往往一次手术后，不能达到完全的对称。我们主要从唇的高度平齐、唇宽对称、唇珠丰满、鼻小柱端正、鼻孔对称、鼻唇的中线居中这几个方面来评价唇裂手术的效果。

唇裂手术后，鼻唇的外形会随着时间推移发生变化，变化可以是畸形的复发，也可以是机体的自身改建。变化可能是畸形自身生长的惯性，也可能是手术对畸形的矫正不彻底。医生应当在手术时考虑到时间的因素，第一次手术时，把断裂的唇部肌肉恢复完整，恢复正常的唇鼻肌肉功能，使鼻唇外形朝向正常的形态生长并稳定下来。

24. 二期手术什么时候做最好？

唇裂术后畸形的二期手术时间比较灵活，当家长和孩子对改善唇鼻畸形有要求，而医生又有相应的办法实现对畸形的矫正时，就可以进行二期手术。但要注意手术间隔不要过短，通常间隔半年到 1 年后进行再次手术。还需要注意在孩子面临升学、就业等生活环境发生改变前，可以进行二期手术，从而获得一个更满意的外形，有助于更快适应新环境。

25. 唇裂手术后何时复诊？复诊有哪些内容？

唇裂手术后复诊很重要，是孩子序列治疗的重要组成部分之一，应在唇裂术后半年至 1 年来医院复诊。复诊可以及时了解孩子唇鼻形态的生长发育和变化情况，及时调整治疗方案。在最佳的时机，采取合适孩子的个性化治疗，才能取得最理想的效果。

复诊内容包括：唇部外形形态、鼻形态、瘢痕的大小以及患者及家属的主诉。复诊可以及时让医生了解病情变化，以便医生有针对性地给予治疗建议。即使不用再做手术了，也需要复诊，医生可以指导唇裂的远期康复，比如瘢痕按摩，对减轻手术瘢痕、防止瘢痕收缩的继发畸形，对最终产生的手术效果有很大帮助。

第五节　微小型唇裂的手术治疗与护理

1. 微小型唇裂的手术时机是什么时候？

微小型唇裂比普通唇裂的畸形轻微，不易察觉，但或多或少伴有唇线不齐、红唇长入皮肤、红唇缘有小豁口、上唇皮肤凹陷以及不同程度的鼻畸形。由于微小型唇裂唇部的肌肉也是位置异常的，还是应该在孩子 3~6 月龄时行手术修复（稍微滞后于普通唇裂的手术时间，这是考虑畸形较轻微，可以适当延后待孩子更容易护理时做手术），避免畸形进一步加重（图 2-5-1）。

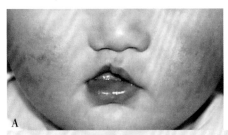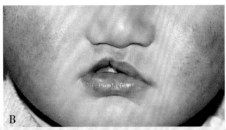

图 2-5-1　微小型唇裂患儿
A. 10 月龄时外形　B. 18 月龄时外形，可见畸形加重

如果一侧唇是微小型唇裂，另一侧唇是普通唇裂，那么在孩子3月龄时修复普通唇裂时，医生会根据孩子的具体情况同时修复微小型唇裂或者只修复一侧的普通唇裂，待后期再次修复微小型唇裂，以获得最佳的治疗效果。

2. 微小型唇裂与其他唇裂有什么差别？

微小型唇裂和普通唇裂的主要差别是没有外观看上去上唇的裂开，而是表现为唇线不整齐、红唇嵌入白唇皮肤、红唇下缘有豁口、上唇皮肤凹陷、鼻翼塌陷、鼻小柱偏斜等。微小型唇裂的上唇肌肉虽然是连续的，但相互之间的位置不正确，导致了鼻唇畸形的发生。

3. 微小型唇裂该选择内切，还是外切？

微小型唇裂畸形轻微，家长很担心在上唇做较大的切口最终遗留明显的瘢痕会得不偿失。这种担心完全可以理解，也是广大唇腭裂整形医生一直在思索的。通常采用的切口是红唇缘小切口加口腔前庭沟切口修复微小型唇裂。红唇缘小切口指根据唇隐裂唇线不齐的程度、红唇长入皮肤的多少，从起于红唇上方几毫米的白唇皮肤至红唇游离缘做切口，可以矫正唇线不整齐、红唇凹陷，并且作为入口，解剖上唇下份的肌肉（图2-5-2）。口腔前庭沟切口可以解剖上唇上份的肌肉，纠正鼻翼、鼻小柱错位畸形。两个切口配合使用，可以实现微小型唇裂的彻底修复，也不必担心皮肤遗留明显瘢痕、术后皮下组织纤维增生等不良后果。

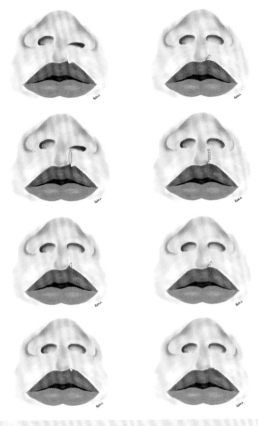

图 2-5-2 微小型唇裂红唇缘小切口整复示意图

4. 微小型唇裂手术效果如何?

通过红唇缘小切口加口腔前庭沟切口可以很好地修复微小型唇裂,同时不用担心在上唇做过多皮肤切口而遗留瘢痕的问题。对于微小型唇裂的唇线不齐、红唇豁口、鼻翼塌陷、鼻小柱偏斜等畸形都可以有效地矫正。

5. 微小型唇裂术后如何护理?

微小型唇裂的术后护理和普通唇裂的术后护理一样,保持伤口清洁,避免碰撞嘴唇。由于白唇皮肤切口小,可以减少预防瘢痕产品的使用。

第六节 腭裂的手术治疗与术后护理

1. 腭裂一期手术的时机是什么时候?

腭裂修复手术最主要的目的是让腭裂孩子能够清晰地说话。目前学术界公认越早完成腭裂修复手术,孩子恢复正常说话的概率越大。孩子在 10 月龄时,大多开始牙牙学语了,因此有必要在 10 月龄以前完成腭裂修复。但有一些陈旧的腭裂修复手术方法损伤大,在低月龄孩子身上使用会造成孩子严重的面部颌骨畸形。如果采用一些微创的术式,例如 SF 腭裂修复法,既能有效恢复发音相关的结构,又不会造成过多损伤。因此,可以对 6 月龄的孩子行腭裂修复手术,以更加有效地恢复孩子的语音功能。

2. 腭裂可以在唇裂修复时一并修复吗?

正常治疗过程中的唇腭裂孩子,3 月龄接受唇裂修复手术时,不主张同期修复腭裂。这是因为 3 月龄的孩子离学习说话还早,没有必要提前半年左右修复腭裂,过早会对上颌骨造成损伤。同时,3 月龄的孩子体质相对弱,如果同时进行唇裂修复和腭裂修复两个手术,手术时间延长,出血多,会增加手术风险和并发症。

对于年龄较大（至少 2 岁以上），而唇裂和腭裂都还没有修复的孩子，如果发育良好，可以考虑唇裂修复和腭裂修复同时进行。这时孩子可以耐受两个手术，风险可控，尽早完成唇腭裂的修复，减少手术次数，也可以减轻家长的经济负担。

3. 腭裂一期手术怎么做？

我们说话时，通过软腭肌肉的收缩，软腭上抬，把口腔和鼻腔分隔开，形成正常的语音。腭裂由于腭部裂开，软腭长度不足以及软腭肌肉位置错位，共同导致发音不清晰。所以，腭裂手术修复要实现的目的是封闭腭部裂隙、延长软腭、恢复软腭肌肉的正确位置。

腭裂修复不需要移植身体其他地方的组织来封闭裂隙，而是利用裂隙两侧腭部组织，通过一系列精细的操作，移动到裂隙处，从而实现对裂隙的双层封闭。同时，还要把软腭的肌肉精确恢复到正确位置，并且在腭部组织上作一些几何学的处理，从而延长软腭（图 2-6-1~ 图 2-6-4）。所有这些操作

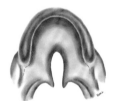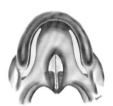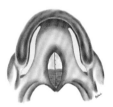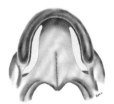

图 2-6-1　腭裂整复兰氏法示意图

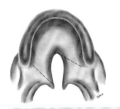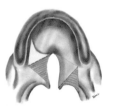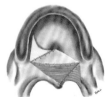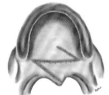

图 2-6-2　腭裂整复 Furlow 法示意图

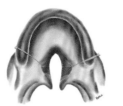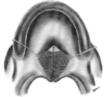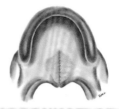

图 2-6-3　腭裂整复 Sommerlad 法示意图

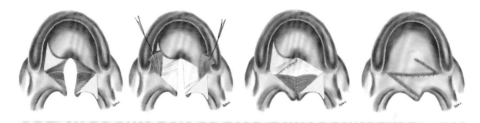

图 2-6-4　腭裂整复 SF 法示意图

都在微创下进行，最大限度地避免对孩子上颌骨的损伤，同时最大限度地创造良好的说话条件。

4. 腭裂手术前需要哪些准备？

腭裂需要在全身麻醉下进行，孩子入院前 1 个月内没有感冒、咳嗽，1周以内没有腹泻，孩子生长发育正常，儿童保健检查没有发现全身重要脏器疾病就可以联系入院。此外，还需准备孩子的换洗衣物、奶粉、尿不湿等日常用品，以及户口本、医保材料。

孩子入院后，和唇裂术前检查一样，需要进行抽血检查、小便检查、胸片检查以及听力检查，排除不适宜进行全身麻醉的情况。

孩子有下列情况需要暂缓手术：

（1）呼吸道、消化道、尿道有感染。

（2）腭部有感染。

（3）生长发育差，体重低下。

（4）心脏、肺、肝脏等重要脏器功能异常。

（5）小下颌，无法进行麻醉插管者。

（6）裂隙宽大，预测手术对上颌骨损伤大的孩子适当推迟腭裂修复手术。

5. 腭裂手术前如何评估孩子是否健康？

腭裂手术因为是全身麻醉手术，所以对患儿的身体状况要求比较严格。通常来讲，一期的腭裂手术时间对其术后语音效果有相当重要的影响，为了保证术后有良好的语音效果，建议患儿最好在10月龄以内行腭裂一期整复术。评估孩子是否健康，除了观察其有无生病的症状（如咳嗽、流涕、腹泻）以外，还需要评估其体格生长发育以及行为发育情况等（表2-6-1）。

表2-6-1 体格生长发育及行为情况评估表

月龄	体重/kg		身高/cm		行为发育
	男	女	男	女	
6	6.9~8.8	6.3~8.1	65.1~70.5	63.3~68.6	喜欢被扶着腋下跳跃
8	7.8~9.8	7.2~9.1	68.3~73.6	66.4~71.8	长时间稳坐，开始学爬
10	8.6~10.6	7.9~9.9	71~76.3	69~74.5	能自己从坐位攀栏站起
12	9.1~11.3	8.5~10	73.4~78.8	71.5~77.1	会独站片刻
15	9.8~12	9.1~11.3	76.6~82.3	74.8~80.7	走得好，能蹲下拾物
18	10.3~12.7	9.7~12	79.4~85.4	77.9~84	行走快，能扶栏独自上楼梯，会倒退几步

6. 腭裂手术前应该注意哪些问题？

为确保麻醉手术安全进行，手术前一定要确保患儿处于一个良好的状态。要保证患儿手术前3周无发热、流涕、咳嗽等上呼吸道感染症状，同时也需筛查患儿是无合并全身性的其他疾病，如心脏病、疝气、小下颌等疾病。如果有类似的情况或家长感觉到任何异常情况请及时告知医务人员，以便对患儿进行全面的身体评估。

入院后需要严格检测患儿的生命体征（如体温、脉搏、呼吸、血压等）。同时，因为唇腭裂患儿较正常群体的小朋友更容易引起呼吸道感染，所以术前一定要注意预防呼吸道的感染。

此外，还需家长配合的是让患儿适应术后的喂养方式。因为伤口的良好愈合需要清洁的口腔环境，手术后会要求患儿进食大量的白开水，以保持口腔清洁，所以需要家长提前让患儿适应进食白开水。

7. 腭裂手术后如何喂养？

长期的临床实践证明，腭裂修复术后母乳或奶瓶喂养都不会影响腭部伤口的愈合，因此腭裂手术后可以不改变喂养方式，也就是说手术前吃母乳，手术后也可以直接吃母乳；手术前用奶瓶喂养，手术后也可以用奶瓶喂养。只要将奶嘴放置的位置稍偏向一侧口角并缩短奶嘴入口的深度，避开术区即可。

手术当天可进食白开水、奶粉、牛奶、蔬菜汁、果汁等。术后 2 周内吃流食。术后 3~4 周吃软食，包括肉粥、米糊、菜泥、面条、蛋糕、馄饨等，只要食物是软的，不硬的，不需要过分咀嚼均可。术后第 5 周起即可正常吃东西，但要避免吃过硬的食物，比如不能吃很硬的苏打饼干、坚果等。所有食物均不宜过烫，温热即可，以免刺激伤口。

8. 腭裂手术后伤口如何护理？

腭裂手术当天，鼻子或嘴里有少量的带血液体流出来，家长不用慌张，这是正常现象。因为腭部有伤口，术中和术后少量血液可能会渗到鼻子里。术后当患儿坐、立或咳嗽时，体位改变，压力改变，积存于鼻子及嘴里的血性液体便会流出，一般术后第 2 天这种现象就很少了。

腭裂手术后有的孩子会出现睡觉打鼾的现象，这与腭部裂隙封闭、伤口水肿等有关，一般在术后 1 个月左右便会消失。

术后主要应注意保持口腔清洁。小年龄孩子在每次吃完东西后多喝温开水以保持口腔清洁，应在每次漱口后张嘴观察，伤口处应无食物黏附。较大的孩子，用具有抗菌、保护口腔黏膜的漱口液常规含漱漱口。漱口液应在口内多保持一段时间，约 30 秒。为了让药物在口腔内多保持一会儿，漱口液漱完后，不需再用白开水漱口。术后可以刷牙以保持口腔清洁，但需注意不能让牙刷戳到伤口。必要时医务人员会用棉球清洁口腔。

要注意避免孩子口含硬物玩耍，避免意外戳伤腭部。腭裂术后 6 个月内，可能仍然会有喝水从鼻腔流出来的情况，一般术后 6 个月后会慢慢好转。

9. 腭裂手术后如何观察呼吸？

呼吸是保持身体吸入氧气，维持生命的必要因素。由于腭裂手术在口腔内进行，手术区域和呼吸道相邻，术后孩子呼吸受影响的风险大。腭裂修复手术会一定程度地缩小咽腔，手术中器械对舌头的压迫可能会造成舌头水肿变大，手术区域本身也会有一定的肿胀，如果再发生渗血、出血，更会加重手术区域的肿胀，这一系列因素都会导致腭裂术后呼吸不畅。因此，腭裂手术后需要密切观察孩子呼吸道是否通畅。孩子清醒时，可以使孩子张开嘴巴，观察软腭是否肿胀，是否阻塞呼吸道。如果孩子在睡觉，则需要通过观察孩子的口唇颜色、呼吸频率、呼吸时是否有过大的鼾声以及监护仪器的数值等判断呼吸情况，医护人员也会定时来检查孩子呼吸道是否通畅。

术后腭部组织轻度肿胀引起的呼吸道轻微不通畅不需要特殊处理，观察呼吸道不通畅有无加重即可。术后由于渗血引起的呼吸道不通畅需要严密观察渗血情况，短期内血肿迅速扩大需要返回手术室重新止血，血肿缓慢扩大并逐渐维持的情况下，可以给孩子戴一个鼻腔通气管，维持呼吸道通畅，等待血肿自行吸收消退。

10. 腭裂手术后有哪些并发症？如何处理？

腭裂手术后常见的并发症有：

（1）出血：手术后当天发生腭部快速、大量的出血要立即处理，必要时需要返回手术室重新止血。手术后1~2天内，鼻孔轻微流血偶尔会出现，不必特殊处理。手术后1周左右也会发生腭部出血，这多半是腭部手术区域新生的肉芽组织感染或者摩擦破溃出血，一般通过压迫即可止血。

（2）伤口愈合不良：伤口愈合不良是指腭部伤口缝线的地方局部发白、糜烂，甚至出现瘘孔，一般出现在手术后7天左右。愈合不良的原因是腭部组织瓣向裂隙移动后，有较大张力。医生强调不做松弛切口修复腭裂，因为这会增加组织瓣缝合后的张力，使伤口愈合不良的比例增高，但绝大多数在术后2个月可以自己愈合。

（3）腭瘘：腭瘘是指在腭裂修复手术后出现的异常口腔、鼻腔相通的瘘孔。米粒大小的瘘孔不会影响发音者，可以等到孩子成年以后再行修复。较大的瘘孔，经过语音师检查会影响发音者，在5岁以后进行二次修复。

（4）伤口裂开：这种情况很罕见，但偶有发生，原因可能和孩子机体愈合能力不足有关。伤口裂开的患者，半年以后再行手术，应特别注意彻底地减少组织的张力，保证伤口愈合。

11. 如何认识腭裂手术后的效果及变化？

腭裂修复手术的最终目的是在最大限度避免对上颌骨造成损伤的前提下，恢复孩子正常说话的能力，而这两方面都不是手术后即刻就能评估的。所以，对腭裂修复效果的认识要看长远些、全面些，不要仅盯着伤口有没有长好、悬雍垂有没有恢复等表面现象，而是要等孩子长大后，观察孩子发音清不清晰、面型正不正常、牙齿整不整齐，这才是对腭裂修复术效果的正确认识。

我们坚持的微创法修复腭裂，就是最大限度地保护颌骨不受损伤，同时恢复正常发音需要的腭部结构，短时间内可能会有部分孩子伤口愈合不良，但其中绝大多数最终会愈合。付出这点代价的回报是保护了孩子面部颌骨不受损伤，以后面型保持正常，使孩子不必在成年后还要面对创伤更大并且费时、费钱的颌骨矫正手术。

孩子做完腭裂修复手术后，家长应注意保持孩子口腔清洁，防止硬物戳伤腭部。和发音有关的结构已经恢复，孩子正常学习说话就可以，家长不用过分干预。已经会说话的大年龄孩子做完腭裂修复手术后，腭部组织 2 个月愈合完成，就可以检查手术效果了。如果手术效果好，孩子这时候说话鼻音就恢复正常了，再配合正确的发音方法，就可以获得清晰的发音。

12. 腭裂手术后什么时候才知道是否需要第二次手术？

腭裂修复手术后，如果伤口裂开，那就可以明确半年后需要第二次手术。如果伤口正常愈合，需要孩子 5 岁左右语言发育完成并稳定以后，经过专业的语音师判断并结合仪器检查，确定孩子发音是否正常，判断孩子是否需要第二次手术。如果是超过 5 岁的大孩子，第一次手术后半年就可以判断手术效果，明确是否还需要再做手术。

13. 腭裂手术后何时复诊？复诊有哪些内容？

腭裂修复手术后，3 岁以下接受腭裂手术者安排在 3~4 岁复诊，5 岁以上接受腭裂手术者安排在术后半年到 1 年复诊。这个时候孩子语言已经发育地比较充分，基本可以评估孩子的发音情况，同时观察伤口愈合情况，检查有无腭部瘘孔，了解瘢痕分布形态、软腭形态与动度、前牙有无反殆、上颌骨发育状况。语音师用语音测试字表测试发音情况，了解腭咽闭合状态和有无发音习惯异常的情况。以后根据每个孩子的不同情况，安排复诊时间。在孩子 5 岁时，再安排一次复诊，用纤维鼻咽镜检查腭咽闭合情况；安排拍摄 X 线片，了解上、下颌骨生长发育情况；取牙颌模型，分析咬合分类；拍摄面部三维照片，分析软组织的变化情况等。上述检查与资料的收集，不仅有利于医生的即刻分析，而且为患儿今后的复查对比和治疗计划，留下了宝贵的依据。

第七节　腭裂患儿的中耳问题与治疗

1. 腭裂与渗出性中耳炎有什么关系？

人的耳朵有一个重要结构叫中耳，它负责把外界的声波传导到内耳，最终形成听力。中耳通过一个管道——咽鼓管通向咽部，咽鼓管的作用是维持中耳正常的压力（图 2-7-1）。平时我们坐飞机时感觉听力下降，就是中耳压力暂时改变导致的。腭裂孩子由于腭部肌肉错位、结构畸形，导致咽鼓管口的开闭功能不正常，进而导致中耳内的压力长期不正常，进一步引起中耳内细胞分泌物增多，渗出液长期积聚在中耳内不能及时排出，形成渗出性中耳炎（图 2-7-2）。

由于腭裂先天畸形的存在，腭裂孩子发生渗出性中耳炎的比例高达 80%。如果忽略对渗出性中耳炎的治疗，孩子的听力损失加重，会影响孩子的语音发育和恢复。

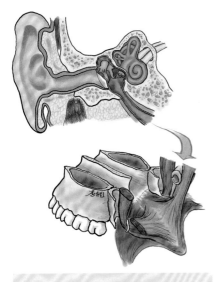

图 2-7-1　腭部 - 咽鼓管 - 中耳腔位
置关系示意图

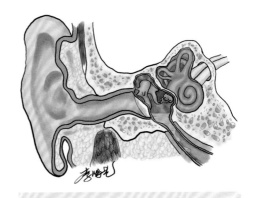

图 2-7-2　渗出性中耳炎形成示意图

2. 腭裂手术前需要进行听力检查吗?

　　腭裂孩子入院准备做腭裂修复手术前,需要进行中耳功能检查。中耳功能检查包括:中耳压力、鼓膜动度、听骨链动度、镫骨肌反射状态、咽鼓管功能以及听力。前 5 项常常用中耳分析仪进行检测,称为声导抗,也叫中耳功能测试,可以综合了解鼓膜振动并经听骨链等传音结构传到听神经的各个环节的灵活性及其有无异常。某一项轻度异常可能并不影响听力,但多项异常的累加效果常常会导致听力下降。大年龄的孩子还需要进行听力测试。通过中耳功能检查,可以判断孩子中耳的状况,对于怀疑患有渗出性中耳炎的孩子,进行腭裂手术时可同时对中耳进行治疗。

3. 渗出性中耳炎如何治疗?

渗出性中耳炎有中耳积液，应积极治疗。通常在腭裂手术中同时行鼓膜切开置管，在鼓膜上无重要结构的部位轻轻刺破，形成 1~2mm 的小切口，嵌入一个直径约1mm 的通气管，可有效平衡中耳内压力，引流中耳积液（图2-7-3）。置管半年至 1 年，再次检查中耳功能，中耳积液消除者，取出通气管，鼓膜上的置管小口 1 周后会自行封闭。仍有中耳积液者，应继续保留鼓膜置管，直至中耳积液消失。

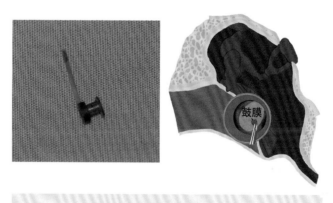

鼓膜

图 2-7-3　鼓膜切开置管示意图

4. 中耳手术后如何护理?

鼓膜切开置管后应该注意保持外耳道的清洁干燥，防止污水流入耳朵。给孩子洗澡时用涂抹凡士林的棉球塞住孩子的耳朵口，可以阻止污水流入耳朵。术后 1 周之内给予糜蛋白酶溶液滴耳，可起到稀释中耳内黏稠液体，利于引流的作用。

5. 中耳手术后何时复诊？复诊有哪些内容？

鼓膜切开置管后应分别于术后 1 个月、3 个月、半年、1 年复诊。检查鼓膜置管是否在位、是否通畅，并通过中耳分析仪进行声导抗，评估孩子的中耳功能、中耳内是否还存在积液。能够配合的大年龄孩子还需要进行听力测定。

第八节　婴儿期的心理咨询

1. 家长的心理状态对孩子成长有什么影响？

孩子成长的过程，离不开父母的照料，孩子生活与社会技能的发展，也是一个不断模仿的过程。父母的心理健康状况，在早年决定着孩子的身心发育。

在婴儿期，父母及直接抚养人给婴儿提供及时的照料、充分的爱抚、积极的语言、动作与情感互动，可以为孩子提供充分的生理满足感及足够的心理安全感，建立起安全稳定的婴儿与抚养人的关系，专业上叫做安全型依恋，这样有利于婴儿身心健康发育。如果父母心情不佳、心思不定，甚至带着严重的焦虑、抑郁、悲伤或者愤怒等情绪，会影响到父母对孩子的充分照料与互动，孩子就可能出现一系列生理与心理健康问题。

此外，随着孩子年龄的增长，孩子生活与社会技能的发展，对外界人、事、物的认识与看法，面对问题时的态度与处理方式，甚至人生观、价值观与世界观的形成，绝大部分都取决于父母的示范与引导。

因此，父母及其直接抚养人的心态是积极的还是消极的，是乐观的还是悲观的，是宽容的还是狭隘的等，都可以对孩子造成直接的影响。

2. 唇腭裂孩子的家庭成员如何进行心理调节？

据保守估计，一个唇腭裂孩子的出生，至少会波及 6 个家族成员。其中孩子父母以及祖父母等直接家庭成员所受的心理冲击更大。孩子母亲（或父亲）可出现打击综合征，表现为震惊、否认、愤怒、悲伤、自责、内疚甚至绝望等一系列心理反应，可用以下措施进行调节：

（1）孩子出生之初，医务人员应有意识地给家庭以必要的信息及情感支持。

（2）家庭成员之间需要相互敞开心扉，说出自己的感受，并相互接纳、安慰、鼓励。

（3）要充分发挥家庭内主心骨成员的稳定作用，当有一个人从打击中走出并开始积极面对问题时，其他成员也会被感染而变得积极。

（4）积极寻求来自唇腭裂医疗团队的帮助，如当面与医生交流、参观唇腭裂病房、见证治愈的患者、与患者家长交流等都是强有力的心理调节措施。

（5）积极争取到来自亲友、社区、单位等家庭以外的关心与帮助，也可以起到缓解心理压力的作用。

如果以上措施效果不好或家庭内出现激烈的冲突与情绪反应，则需要寻求专业心理医生的帮助。

3. 家长应怎样面对旁人对孩子的好奇与歧视？

唇腭裂孩子未手术前（或手术后效果不佳），会因为明显的容貌缺陷及语音不清而招致旁人的好奇与歧视。尤其在孩子出生之初，许多家长自己也可能尚未完全接纳孩子，因此对旁人异样的眼光和好奇的询问更为敏感。怎样克服自身障碍，勇敢坦然地面对外界，是许多家长常常问及的问题。

笔者认为：①作为家长，应积极调整自己，提醒自己尽量不要太在意别人的看法，要充分认识到唇腭裂是由于疾病所致，并不是自身的过错，尽量克服自卑或低人一等的心态，勇敢面对，坦然接受。②对于一时尚不能完全接受的家长，也不必因此而内疚自责，允许自己慢慢接受，相信时间可以带来改变，不给自己施加额外的压力。③在早期可以尝试外出时适当遮挡婴儿面部，或由别的亲人或保育人员怀抱婴儿，父母亲跟随前行，之后逐渐试着自己面对。因为回避在某种程度上也是一种很好的心理防御方式，不过需要注意的是，这种短期的回避行为不应影响到对孩子的就医与日常照料。④当父母接触到更多唇腭裂专业信息、掌握了唇腭裂孩子的喂养与护理知识、并可以坦然接受后，在面对旁人的好奇与歧视时，不妨做一个积极、热心的唇腭裂科普解说者。因为作为孩子父母，你们的积极乐观和充分接纳可以感染旁人，赢来更多的关心和支持。反之，面对有问题的孩子，一对退缩躲闪的父母可能更容易引起旁人的好奇与关注。

4. 婴儿期唇腭裂孩子的心理特点是什么？

许多人以为婴儿是没有心理活动的，其实，婴儿仍然存在认知、情绪、行为等心理特点。只是婴儿期的认知发展相对局限，多以无条件反射或条件反射的形式存在，但婴儿的情绪与行为却有显著的特点。尤其是唇腭裂婴儿，由于裂隙存在，其吸吮、吞咽等基本生理功能受限，导致婴儿的生理需要不能及时被满足，因而其情绪与行为表现可能以进食障碍、易哭闹、烦躁、睡眠差、动作迟缓、不活跃等形式多见，儿童心理学将其归为难养型气质类型婴儿。研究表明，畸形程度越重的唇腭裂婴儿，越多表现为难养型气质类型；畸形程度不重的唇腭裂婴儿，则多表现为易养型气质类型。此外，唇腭裂婴儿中，中间型和启动缓慢型气质类型婴儿比例高于健康婴儿。

5. 婴儿期家长如何对孩子进行心理关怀？

心理学观点认为，婴儿期儿童心理的健康发展，有赖于其饮食、排便、睡眠等基本生理需要的满足。因此，婴儿出生后，要让他吃饱、睡好，给他勤换尿布，给予其安静、清洁的卫生环境，避免强光、噪音等各种不良刺激。充足的营养和睡眠能使婴儿生理上得到满足，产生愉快的情绪。医生强调尽可能母乳喂养和用奶瓶喂养，是因为婴儿最初对外部世界的感知更多是通过嘴的触觉来进行。当母亲搂抱婴儿入怀给予母乳喂养时，母子肌肤之亲，彼此"眉目传情"，建立"心灵交往"，母爱给予婴儿良好的刺激，使婴儿感到满足，产生亲切感和安全感，能使其心理得到健康发展。

此外，家长要克服负性的情绪状态，对婴儿的态度要注意保持心平气和、情绪稳定。我们鼓励母亲及亲人拥抱、亲吻孩子，并和孩子说话，有积极的眼神交流与互动，这样可以给婴儿带来愉快、安全、信任等感觉，有助于建立良好的母婴关系。此外，应尽可能给孩子提供色彩鲜艳、丰富多样的玩具，各种各样的适宜刺激、动听悦耳的音乐以及足够的活动空间，让他们在"摸爬滚打"中发展其视觉、听觉、嗅觉、触觉、语言等功能，如在洗澡或喂奶前，让婴儿俯卧在床上几分钟，训练仰头，发展头部动作；在睡醒、喂哺后可逗引婴儿玩耍，摇晃摇铃、定时听音乐以训练其听觉；拿色彩鲜艳的玩具逗他们睁眼看并训练其追视能力以促进其视觉的发展；给婴儿抓握小棒以及成人的手指，以训练皮肤感觉及手部动作；在喂哺、清洗、换尿布的同时，对婴儿说话，让其从成人的讲话声、笑声和看到成人的笑脸中感到愉快的情绪，从对外界的刺激中做出反应，促使感觉灵敏。通过对孩子的早期教育，全面促进婴儿认知、情绪、行为、言语以及社会性的健康发展。

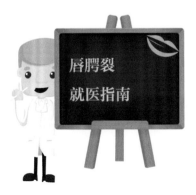

唇腭裂
就医指南

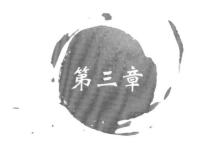

第三章

学龄期唇腭裂的治疗项目与方法

第一节　唇裂术后的鼻唇二期手术治疗

1. 什么情况下需要进行鼻唇二期手术?

第一次唇裂修复手术后如果唇、鼻形态还存在一些缺陷或出现新的畸形，比如瘢痕较粗大、唇弓不连续、唇峰过高、鼻翼塌陷等，影响患儿容貌，家长以及大年龄患者自己不满意，要求进一步改善容貌，可以再次行手术调整外形，对鼻、唇进行二期手术。

鼻唇二期手术属于择期手术，应根据鼻唇畸形的程度以及手术医生的专业能力而选择手术时间。家长或孩子本人对现有唇鼻外形不满意，手术医生也有技术能力改善唇鼻畸形并获得稳定长期效果，就可以实施鼻唇二期修复手术。反之，家长或孩子有需求，医生没有技术把握实施有效手术，则不能盲目手术，以免造成更严重的畸形。

对于严重的鼻唇畸形，影响到孩子或者家长心理健康的鼻唇畸形，可以把第一次鼻唇二期修复手术安排在 5~6 岁进行。这是因为儿童心理学已证实：5 岁以后孩子已开始关心自己的容貌，严重畸形不利于孩子的身心健康，也妨碍孩子与他人的交往。而且 5~6 岁时鼻翼软骨的第一个快速生长期基本结束，鼻部发育进入相对缓慢期，在缓慢期手术对鼻翼软骨发育的影响较小。在这个时期进行鼻唇二期修复手术，能够帮助孩子改善鼻唇外形，获得一个满意的容貌，更好地进入小学这个新阶段。

如果鼻唇畸形并不明显，可以待到孩子成年期，面部生长发育以及牙颌治疗完成之后，根据孩子的意愿，结合手术医生的专业技术能力，进行相应的鼻唇畸形整复手术。

2. 单侧唇裂术后鼻唇二期手术怎么做?

我们认为单侧唇裂术后唇部畸形的核心问题是上唇肌肉的错位，对畸形的修复需要分析出肌肉错位的实质，通过隐蔽切口，把错位的肌肉恢复到正确位置，从而矫正上唇下坠、人中不明显、人中偏斜等唇部畸形以及鼻翼外展、鼻小柱偏斜等鼻部畸形。配合红唇缘的小切口，矫正唇线不齐、红唇凹陷等畸形。

对鼻畸形的矫正，我们主要采用两种方法，一种是鼻翼软骨内固定，把错位的鼻翼软骨解剖出来，牢固地固定到新的位置，恢复鼻翼的对称；另一种是针对严重的鼻畸形，通过肋骨、鼻中隔软骨、耳廓软骨，重建鼻翼软骨，恢复鼻的美观（图 3-1-1，图 3-1-2）。

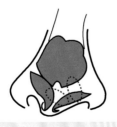

图 3-1-1　单侧唇裂术后鼻畸形鼻翼软骨内固定示意图

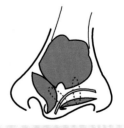

图 3-1-2　单侧唇裂鼻畸形鼻翼软骨重建示意图

3. 双侧唇裂术后鼻唇二期手术怎么做？

双侧唇裂术后鼻唇畸形的手术整复方法主要采用两种，一种是通过隐蔽切口，对上唇的肌肉进行解剖重建，恢复人中、唇珠、唇弓等形态，并收拢外展的鼻翼，延长鼻小柱；另外一种是针对上唇组织量不足的患者，从下唇切取一部分组织，移动到上唇的中间，重建出人中和唇珠，并且利用原有的上唇皮肤去延长鼻小柱，整复鼻畸形。

4. 颌骨畸形的早期手术方法是什么？

唇腭裂的孩子由于自身面部生长潜能不足以及唇腭裂手术本身对面部骨骼的影响，或多或少会出现面中部凹陷、牙齿错乱的错𬌗畸形，在 7~12 岁这个时期，可以通过外力刺激，促进上颌骨生长。大致方法是在牙列或上颌骨放置固位装置，通过配戴在面部的牵引装置，以橡皮筋或弹簧向前方牵拉颌骨，该方法创伤较小而且效果确切。

5. 鼻唇二期手术前需要哪些准备？

第一是心理准备。患者及家属应对鼻唇二期整复手术后效果有一个客观的预期，不能预期十全十美。手术效果会受多种因素的限制，比如：①唇部组织量的不足或者不对称，是不可能通过手术再生的，只能通过手术进行掩饰；②瘢痕是伤口愈合的必然结果，有切口，就有瘢痕，技术精湛的医生只能使瘢痕细小，而不可能不留瘢痕；③手术消除了一个畸形，由于组织的移动或牵拉，可能会出现另外的畸形。相信所选择的医生，乐观地接受容貌上的不完美，才是积极正确的人生态度。

第二是时间安排。二期手术的成人患者，要提前安排自己的工作和学习，一般需要请假 2 周左右，预留充裕的时间。

第三是人员安排。二期手术的成人患者，手术当天必须有直系亲属陪同，配合医生完成相关事宜。

6. 鼻唇二期手术后饮食需要注意什么？

手术当天可吃牛奶、鸡汤、稀饭等汤类或很软的食物，术后第 1 天即可正常饮食，可以吃香蕉、西瓜、蒸蛋、面包、蛋糕、软米饭和肉丸等，不要特别用力张嘴，少吃辛辣、过烫、过硬的食物。进食后可多喝温开水，保持口腔清洁。

7. 鼻唇二期手术后的伤口如何护理？

唇鼻二期整复后的伤口护理主要是保持伤口清洁、预防瘢痕过度增生、防止碰撞鼻唇手术区域。术后用生理盐水清洁伤口，把伤口上的血痂清洗干净，每日 2 次，清洁后伤口再涂抹具有消炎、保湿及祛瘢的药物。

唇部组织疏松，手术后第 1 天唇部会有一定肿胀，第 3 天达高峰。3 天后肿胀会自然减轻，1 个月左右肿胀完全消退。

如果皮肤缝线是可吸收的，不需拆线。在术后 7~10 天左右缝线会自行脱落或被吸收。如果皮肤缝线是不可吸收的，常规术后 5~7 天拆线。红唇黏膜的缝线及口腔内的缝线一般不必拆线，会自行脱落，不会遗留明显瘢痕。

术后数周内若伤口仍有发红、发硬，可以局部按摩，促进瘢痕软化，一般需要半年至 1 年瘢痕逐渐软化，红色消褪。

偶尔会出现手术区域及周围皮肤瘀青，这是手术区域皮下少量渗血所致，2~4 周后，皮肤瘀青会完全消失，皮肤不会遗留色斑。局部热敷可以促进瘀青吸收。

鼻畸形二期整复手术后，应注意鼻内外加压包扎，既有利于防止术后出血，也有利于保持植入物的位置固定。鼻部伤口和唇部伤口的护理一样，应保持清洁。

8. 下唇转移组织瓣术后有哪些常见并发症？如何处理？

下唇转移组织瓣修复上唇是唇腭裂术后鼻唇畸形整复的一个重要方法，它在下唇切取一块组织，这块组织并不完全切断，而是保留一个蒂，蒂里有血管，保证组织能够有营养存活，由于蒂来自于下唇，所以这时上、下唇是连在一起的。把这块组织转移到上唇需要的位置后，周围上唇的血管会逐渐生长进组织瓣里，为组织瓣提供营养，这个过程大概需要 10~14 天，等转移瓣完全能够依靠上唇提供营养以后，就可以把蒂切断，患者就可以张口了。

下唇转移组织瓣修复法的并发症主要是组织瓣缺血。由于转移组织瓣早期依靠蒂内的血管提供营养，排出代谢废物，如果血管不通畅，会造成组织瓣营养不足，代谢废物积聚，严重的会造成组织瓣缺血坏死。造成血管不通畅的原因有：蒂过于细小，对血管保护不足，血管受压变形；蒂周围缝合过紧，使血管受压闭锁；血管自身收缩。可有针对性地保留足够厚度的蒂，拆除蒂周围缝合过紧的缝线，使用促进微循环的药物等措施来改善组织瓣的血供。

9. 下唇转移组织瓣术后如何护理？

下唇转移组织瓣术后的护理关键是密切观察转移瓣的颜色，因为组织瓣的颜色代表了血供的好坏，早期发现血供问题，可以及时作出相应处置，提高组织瓣的存活。

术后组织瓣的颜色、温度如果和周围皮肤一样，说明组织瓣的血供很好，不需要特殊处理。组织瓣的颜色如果呈暗红色，表明组织瓣的血供有障碍，需要进一步观察。颜色稳定不变或者逐渐好转，则不必处理。如果短时间内，组织瓣颜色进一步加深变暗，则应立即告知医生，由医生采取相应处置方法。

术后当天常常有渗血，但渗血量不会很多，不会影响患者的健康和伤口愈合。将渗血轻轻擦干净即可，渗血会逐渐停止。不宜急于加压止血。如果渗血明显或渗血不减反增时，应通知医生处理。

10. 如何认识鼻唇二期手术后的效果及变化？

如果术前与医生充分沟通，医生了解患者的诉求，告知患者术后可能达到的效果，患者相信医生，对术后效果有正确客观的期待。医生经过合理设计和操作，鼻唇畸形都能够获得一定程度的改善，并且效果比一期唇裂修复术稳定。

11. 鼻唇二期手术后何时复诊？复诊有哪些内容？

鼻唇二期术后复诊内容要根据二期手术所做的内容而定：唇部手术主要受瘢痕收缩的影响导致组织移位继发新的畸形，以及手术瘢痕色、形、质变化的观察。这些评估都在术后 1 年以上进行较好。

鼻畸形的二期整复，如果孩子是在生长发育期，一般只将错位的鼻翼软骨松解、复位，并缝合固定在新的位置。但随着鼻的生长发育，畸形可能还会复发，重新出现一定程度的鼻翼塌陷。在生长发育期，鼻形态往往不稳定，应在生长发育停止后，也就是身高停止生长时再复诊评估鼻畸形，确定最终的整复方案。

在生长发育停止后，行鼻畸形整复，鼻翼塌陷复发要轻得多，但瘢痕的收缩也可能导致畸形的复发，宜在术后 1 年以上复诊。

第二节　腭裂手术后的二期手术治疗

1. 什么情况下需要进行腭裂二期手术?

腭裂手术最重要的是恢复孩子正常说话的能力，如果第一次手术后，孩子发音仍然有重的鼻音，那就需要二次手术。第一次手术失败包括腭部伤口没有完全愈合，遗留大的瘘孔，甚至完全裂开，或者虽然腭部裂隙封闭，但腭部的肌肉功能没有恢复，软腭长度不足，发音仍然不正常。腭裂手术后如果出现大的瘘孔，甚至裂开，那在术后半年就可以进行二次手术。因为尽早恢复腭部的完整性，有利于孩子形成正常的发音。术后半年，孩子腭部已经恢复，可以耐受二次手术了。如果第一次手术后伤口愈合正常，但发音不理想，一般在孩子4~5周岁以后进行二次手术。因为4~5岁以后，可以准确地检查孩子的发音情况，找到发音不理想的原因，制订适合孩子的手术方案。

2. 如何评估腭咽功能?

由专业的语音师，通过听孩子发音以及特殊的仪器检查孩子发音时软腭、咽部运动的情况，综合判断孩子软腭和咽部在发音时的协调运动能力。包括：

（1）口腔检查：检查孩子牙齿、咬合、手术后上腭伤口恢复的状况。

（2）发音的评估：采用专用的语音清晰度评估表检查孩子现在说话的状况，有没有发音的问题，确定有哪些发音问题。

（3）语言能力的评估：主要是对小年龄的孩子，与同龄的孩子进行对比，评估孩子的语言理解和表达是否达到正常水平。

（4）纤维鼻咽镜检查：对说话有鼻音的患者需要进行纤维鼻咽镜检查，确定患者有没有腭咽闭合不全的问题，是否需要做二期腭裂手术（图 3-2-1）。

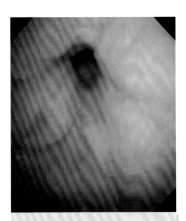

图 3-2-1　纤维鼻咽镜观察腭咽闭合情况

3. 腭咽闭合不全的手术怎么做？

腭咽闭合不全的手术方法有两大类。一类是在腭部做第二次手术，称为腭再成形术。第一次腭裂手术后，如果软腭长度稍短，上抬时与咽后壁有几毫米的缝隙，会导致高鼻音的出现，这时可以通过在软腭做手术，延长软腭的长度，加强肌肉的运动能力，使软腭发音时与咽后壁完全靠拢，改善发音。

另一类是在咽部和腭部同时做手术，称为腭咽成形术（图 3-2-2）。发音时，软腭与咽后壁之间的缝隙大，软腭僵硬，发音时固定不动，软腭短小时，仅仅通过延长软腭的长度、增强肌肉功能不足以改善发

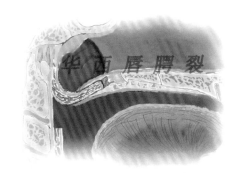

图 3-2-2　咽后壁瓣示意图

音，这时就需要进行腭咽成形术。将咽后壁的组织与软腭缝合，人为地封闭软腭与咽后壁之间的缝隙，仅余留通气必需的小孔，以改善发音。

4. 腭瘘的手术时机是什么时候？

腭裂整复手术后，如果腭部仍有异常通道连通口腔和鼻腔，称为腭瘘。腭瘘可能会影响发音或者造成食物从鼻孔反流，影响生活质量。不同大小、不同位置的腭瘘，手术整复的时机不同。

对于大的腭瘘（如花生大小），为了尽早创造一个正常的发音环境，应该尽早行二次手术修补，可在第一次腭裂手术后半年进行。

对于中等大小的腭瘘（如豌豆大小），需要等孩子能够配合检查，并且能够准确评估孩子的发音情况（一般是 5 岁），再决定是否需要立即修复腭瘘。如果腭瘘影响发音，应立即行二次手术；如果腭瘘不影响发音，可以在孩子成年后再行手术，这样可以减少手术对面部骨骼的不良影响。

对于小腭瘘（如米粒大小），一般不会影响发音，可以在孩子成年以后再修补。

5. 腭裂二期手术前需要哪些准备？

腭裂二次手术同样需要在全身麻醉下进行，因此和初期唇腭裂手术一样，需要下列检查：

（1）抽血检查：通过血液检查孩子肝脏、肾脏、血液系统是否正常。

（2）小便检查：检查肾脏是否正常。

（3）胸片和心电图检查：检查肺、心脏是否正常。如果需要，还可能会进行心脏彩超检查。

此外，最重要的是需要专业的语音师对孩子的发音进行评估，判断孩子的发音情况，并用纤维鼻咽镜观察孩子发音时软腭、咽部的运动情况，评估孩子腭咽闭合功能，制订出相应的治疗方案。

6. 腭裂二期手术后饮食需要注意什么？

和初期腭裂整复术一样，孩子腭裂二期手术后，2 周以内吃流食，3~4 周吃软食，4 周以后就可以正常饮食了。

7. 腭裂二期手术后伤口如何护理？

腭裂二期手术后伤口护理和一期手术一样，注意保持口腔清洁即可。可以配合激素雾化吸入，以减轻咽部肿胀不适。

8. 腭裂二期手术后如何观察呼吸？怎样处理？

腭裂二期手术缩小了咽腔，鼻孔都会出现通气不畅，患者可以通过张口正常呼吸。术后注意观察呼吸不畅是不是由于腭咽部手术区域出血形成血肿所致。对于手术区域组织肿胀引起的呼吸不畅，可以给予激素雾化吸入，缓解组织肿胀，改善通气。术后手术区域出血引起的血肿，需严密观察出血量及出血速度，给予止血药物治疗，必要时应返回手术室止血。

9. 如何认识腭裂二期手术后的效果及变化？

腭裂二期手术的效果与术前准确评估患者腭咽闭合情况并正确选择腭裂二期整复术式密切相关。对于腭咽闭合已经接近正常的患者，实施腭再成形术，术后就能获得良好的治疗效果。对于腭咽闭合很差的患者，实施腭咽成形术，重建鼻咽通气口，也可以获得满意的效果。但对于腭咽闭合状况中等的患者，也许腭再成形术就可以恢复正常腭咽闭合，实施腭咽成形术就是过度医疗；也许腭再成形术不足以恢复其正常腭咽闭合，仍然需要再次手术，这就需要医生探索其他更准确的指标来评估患者的腭咽闭合情况，为患者制订精准的手术方案。

10. 腭裂二期手术后何时复诊？复诊有哪些内容？

复诊的时间需要结合患者年龄、方便就医的情况。理想的复诊要求术后1个月、3个月、半年分别复诊。术后1个月检查伤口愈合情况，指导功能性恢复。术后3个月检查语音恢复情况，给予必要的针对性指导训练。术后半年全面评估治疗效果和给予进一步治疗的建议。

因此，腭裂二期手术后至少半年需要进行复诊。复诊的内容包括检查伤口的愈合情况、鼻腔通气情况、语音师评价患者的发音情况以及利用纤维鼻咽镜检查腭咽闭合情况。

第三节 牙槽突裂的手术治疗与护理

1. 牙槽突裂手术治疗时机是什么时候？

牙槽突裂植骨修复其中一个重要的作用是让牙槽突裂隙恢复骨质连续，保证旁边的牙齿正常萌出。裂隙两边的侧切牙和尖牙萌出的时间是7~11岁，这一时期是进行牙槽突裂修复手术的合适时机。

2. 牙槽突裂手术怎么做?

牙槽突裂植骨修复术是在断裂开的两段牙槽骨之间植入从患者自身髂骨取出的骨质,并用牙槽突裂周围的牙龈组织把植入的骨质包裹住,植入的骨质引导骨再生,在裂开的牙槽骨之间形成新骨,把断裂开的两段牙槽骨连接起来(图3-3-1)。

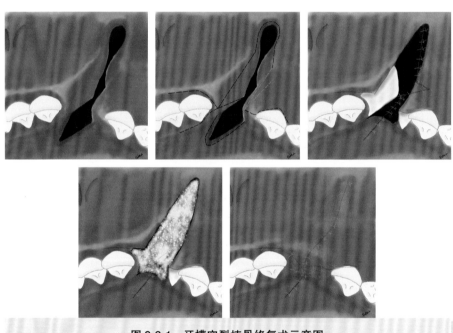

图3-3-1 牙槽突裂植骨修复术示意图

3. 牙槽突裂手术前需要哪些准备?

牙槽突裂植骨修复术需要在全身麻醉下进行,孩子入院前1个月内没有感冒、咳嗽、腹泻,生长发育正常,经过手术医生查体以及X线、CT等检查,医生确认适宜做牙槽突裂植骨修复术,就可以办理入院手续。

孩子入院后，和唇裂、腭裂手术一样，需要进行抽血检查、小便检查、胸片检查等，排除不适宜进行全身麻醉的情况。

孩子有下列情况需要暂缓手术：

（1）呼吸道、消化道、尿道有感染。

（2）心脏、肺、肝脏等重要脏器功能异常。

（3）牙齿或牙弓条件暂不适合植骨，需先行术前正畸。

（4）裂隙两侧牙齿有龋坏、根尖炎症或牙周炎症，需先行口腔科治疗。

（5）裂隙两侧乳牙残冠、残根或阻挡裂隙，需要拔除。

（6）有慢性或过敏性鼻炎者应先行相关治疗，以防术后植骨区感染。

4. 哪些情况适合做牙槽突裂手术？

牙槽突裂植骨修复术术前评估很重要，通过评估筛选出适宜做手术的患者。对于暂时不适宜手术的患者，应对其进行相应治疗干预，创造适宜手术的条件，最终目的是提高手术的成功率。

适宜手术的条件包括：侧牙或尖牙牙根形成 2/3，裂隙两侧牙槽骨骨块落差不大，牙槽突裂隙不过分宽大，裂隙内没有多生牙、错位牙或乳牙阻挡，裂隙周围没有宽大的腭瘘，裂隙周围牙周健康。

如果达不到上述条件，则需要通过适当的正畸治疗、牙周治疗或者拔牙治疗，去除不良因素，为植骨成功创造条件。

5. 牙槽突裂手术前如何护理？

牙槽突裂手术前的护理主要包括洁牙、漱口液含漱等措施改善患者口腔卫生条件。

6. 牙槽突裂手术后饮食需要注意什么？

牙槽突植骨修复术后需要避免咀嚼时牙槽突骨块移动导致骨再生不良，避免进食硬物损伤牙龈造成植骨的外露，所以牙槽突裂植骨修复术后 1 周内需要使用代金氏管进食，即用 20ml 的注射器针筒连上一小段软管，进食时将软管由未做手术的一侧嘴角进入，尽量放置于此侧的大牙处，再推喂食物，直接将流质食物推到患者口内，患者不需要咀嚼，吞下食物即可。手术后 1 周内可用代金氏管喂牛奶、蔬菜汁、果汁、稀饭等，凡能用代金氏管推入的食物均可。1 周后可直接吃肉粥、米糊、菜泥或软馒头、蛋糕、馄饨等软的、不需过多咀嚼的食物。1 个月后可正常吃东西，但仍要注意不能吃过硬的食物。

7. 牙槽突裂手术后伤口如何护理？

手术后当天可以冷敷，以减轻颜面部的水肿，利于伤口恢复。牙槽突裂手术伤口除了口腔牙龈处以外，在髋骨处还有一个 2cm 左右的伤口。该处伤口是无菌切口，不必每天换药。在出院时由护士清洗一次髋骨伤口即可。

手术后 1 周内髋骨伤口会有一点疼痛，应避免剧烈运动。牙龈的伤口需尽量制动和严禁咀嚼硬物。患者应尽量少说话、避免张嘴剧烈活动。每次进食后用具有抗菌、保护口腔黏膜的漱口液常规含漱漱口，漱口时使漱口液在口内多保持一段时间，约 30 秒。为让药物在口腔内多保持一会儿，漱口液漱完后，不需再用白开水漱口，以保持口腔卫生，预防伤口感染。术后 2 周后可以刷牙以保持口腔卫生，但要注意刷牙时要避免刷植骨手术区。术后 6 个月内应避免重体力活动或体育课的各项剧烈运动。

术后尽快开始配戴𬌗垫，一般为术后 2~3 天开始，防止上、下颌骨直接接触，避免咬合创伤，还可防止植骨区域两侧的骨质移位，保证牙弓在正常位置上恢复连续性。

8. 牙槽突裂手术后有哪些并发症？如何处理？

牙槽突裂手术后的并发症主要有：

（1）出血、疼痛、肿胀：出血的部位主要在颊黏骨膜瓣，松弛切口，可加压止血，必要时缝合止血。疼痛主要发生在供骨区，可用止痛药缓解疼痛。肿胀主要发生在面部的术区，术后 3 天开始消退。对于肿胀严重的患者可应用激素减轻症状。

（2）植骨区伤口裂开：主要是由于受骨区的软组织黏膜瓣张力过大或植入骨放置过多，压迫过紧，术后因骨在血液的浸泡下体积暂时膨胀而引起伤口裂开。一般发生在术后 7~10 天，如有裂开发生，医生会采用保守的方法处理，患者应减少唇颊运动，保持口腔清洁，继续服用抗生素，一般情况下伤口可自行愈合或缩小。

（3）术后感染：很少发生术后的急性感染。慢性感染主要发生在术后 3~4 周，表现为鼻内及口内异味，植入骨排出，有脓血性分泌物。对于术后感染的处理仍以保守为主，仅取出暴露的死骨，必要时可用碘仿纱条覆盖伤口，口服抗生素，口内清洁。一般在术后 2 个月左右彻底愈合。术后感染通常会使植入骨部分丧失，牙槽突达不到理想的高度。如果需要二次手术，应在至少半年后进行。

（4）植入骨吸收：除感染可以引起植入骨吸收外，缺乏功能性刺激、手术年龄过大以及不适当的手术操作也可造成植入骨的吸收，一般发生在术后 3 个月左右。有极特殊不明原因的骨吸收可能与自身免疫有一定关系。对于植入骨严重吸收的病例，待牙槽突高度稳定后，需要进行二次植骨手术。

9. 如何认识牙槽突裂手术后的效果及变化?

牙槽突裂植骨修复术的目的是恢复牙槽骨的连续性和形态的完整性。7~11 岁的患儿植骨后,有助于侧牙和尖牙的正常萌出。而大于 11 岁的患者植骨,主要目的是恢复牙槽突骨的连续性。牙槽突裂植骨后,可以使上颌骨的弓形结构恢复,进而促进整个颌面部的生长,防止牙弓塌陷,也对裂隙侧鼻翼基脚的塌陷有一定的矫正作用。有牙齿排列错乱的,还可以在术后 1~3 个月行正畸治疗,成年后,还可在裂隙区行种植牙修复。一般植骨后半年,才能初步通过 X 线检查裂隙区骨形成的情况,1 年以后才相对稳定。术后 1 个月内,有时会发生少量骨渣漏出从伤口排出的情况,或软组织牙龈黏膜糜烂和缺损的现象,一般通过局部冲洗和加强口腔卫生,不会影响整体植骨的效果。

10. 牙槽突裂手术后何时复诊? 复诊有哪些内容?

手术后半年至 1 年后复诊。复诊时检查伤口愈合情况、牙齿萌出情况、牙槽嵴形态,并需拍摄 CBCT,检查孩子的植骨效果,即是否有骨桥形成、牙弓是否恢复连续。

第四节 腭裂语音治疗的适应证与方法

1. 腭裂患儿必须做手术才能使讲话清楚吗？

是的，腭裂患儿必须做手术。如果不做手术，患儿的鼻子和口腔完全连通，发音时口腔里的气流漏进鼻腔里，就会出现严重的鼻音。同时，口腔内气压降低，不能形成正常说话时需要口内气流和压力的词的发音，比如爸爸、婆婆、姐姐、气球等词。

2. 腭裂手术前为什么能说清楚妈妈、妹妹这一类词？

腭裂的主要影响是使过多气流不适宜地进入鼻腔，因此会干扰除了鼻音以外的需要口腔压力的词的发音，比如谢谢、爸爸、蜘蛛这一类词。而妈妈、妹妹和奶奶这类鼻音性质的词语发音时，本身就需要有气流进入到鼻腔里，鼻腔和口腔的气流同时振动，因此腭裂不影响鼻音的发音。腭裂孩子就算不做手术，妈妈、妹妹和奶奶等词语也能说清楚。

3. 腭裂手术后为什么仍然有患儿讲话不清？

人们能清楚地说话依靠两个条件：正常的发音结构和正确的说话方法，这两个条件缺一不可。

手术修补了腭部的裂隙，让腭咽部的肌肉产生正常的收缩关闭能力，这就是常说的腭咽闭合功能。腭咽闭合功能正常（图 3-4-1），说话的第一个条件正常的发音结构满足了。但是，还有另一个条件——正确的说话方法，这可不是孩子手术后就立刻可以学会的，需要通过各种说话方法的学习、锻炼逐渐形成。

手术后虽然看起来腭裂的洞已经修补好了，但部分孩子可能仍然说话不清楚，这是因为：①软腭太短小，咽腔（俗称"嗓子眼儿"）很深大，发音时软腭上抬够不着咽壁，或者腭咽部的肌肉很虚弱，没有足够的力量，不能进行有力的收缩运动，导致不能完全关闭口腔和鼻腔之间的通道。当孩子说话的时候，空气仍然从口腔和鼻腔之间的通道口漏进鼻腔里，所以听起来还有鼻音，造成说话混沌不清晰，这是腭咽闭合不全（图 3-4-2），需要做二期手术来解决鼻音的问题。②有些孩子手术后，虽然腭咽口的肌肉力量很充足，完全达到

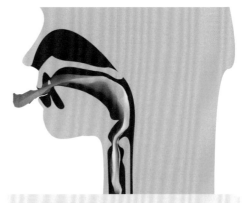

图 3-4-1　发音时，腭咽闭合完全分隔口腔、鼻腔

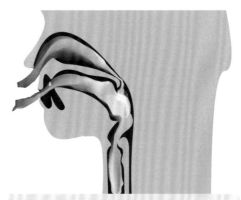

图 3-4-2　腭咽闭合不全，发音时气流漏进鼻腔

正常人的水平，但是他们还没学会正确的说话方法，依然习惯性地在喉咙或者鼻腔深部的位置发音，仍然给人发音不清的感觉。这样的孩子通过语音治疗，学会正确的说话方法后，就能像普通孩子一样清楚地说话了。

所以，精湛的手术和正确的说话方法都是保证清楚说话的必须条件，当您的孩子腭裂手术后还有说话不清的现象，不要着急，到医院请专业的语音师检查，找到原因，针对原因采取有效的处理方式。

4. 上腭手术后有瘘孔，会影响发音吗？

部分孩子手术后在腭部会留下与鼻腔相通的穿孔，称瘘孔，也称为腭瘘。很多家长和患者都会担心，瘘孔会不会影响发音？

不是所有的瘘孔都会影响发音。瘘孔对患者主要的影响包括两种：一种是说话的时候嘴里的气流经过瘘孔钻进鼻腔，造成说话时鼻子漏气的声音，影响发音的清晰；另外一种是患者吃饭、喝水或喝牛奶的时候，食物、水和牛奶从瘘孔钻进鼻腔，再从鼻孔里反流出来。

有些瘘孔非常小，只有米粒大小（图 3-4-3），甚至更小更窄，这样的腭瘘不会影响发音。有些瘘孔虽然从嘴巴里面看起来比较明显，但是它没有和鼻腔连通（图 3-4-4），发音时气流也不会跑进鼻腔，不会造成鼻子漏气，因此不影响发音。还有一些瘘孔的位置很靠后或者靠前，比如靠近悬雍垂（俗称"小舌头"）或者靠近口腔前面的牙槽，这样位置的腭瘘也不会影响发音。只有一些面积比较大，例如超过豌豆大小（图 3-4-5）、在腭部的中间位置而且和鼻腔连通的瘘孔才会影响发音。

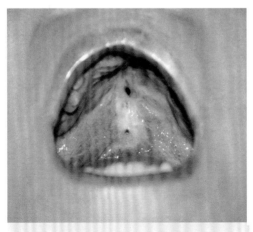

图 3-4-3 米粒大小的腭瘘

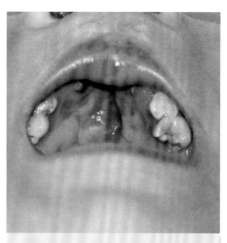

图 3-4-4 未与鼻腔连通的腭部凹槽

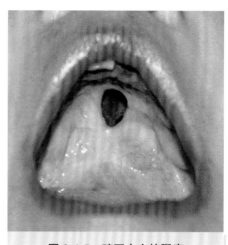

图 3-4-5 豌豆大小的腭瘘

5. 腭裂手术后什么情况下需要进行语音治疗？

尽管不是所有的腭裂孩子都需要进行语音治疗，但是腭裂孩子确实是语音障碍的高发人群。孩子从 3 月龄时就开始尝试发出各种声音。虽然大部分的腭裂孩子手术后有了正常的说话器官，但并不是所有的腭裂孩子都能就此开始清楚地说话。一部分孩子没有学会正确的说话方法，并养成了错误的说话习惯，需要通过语音治疗来纠正、改善。还有一些孩子，本身学习说话的能力比较差，能说的话很少，只能说简单的词组，2 岁时还不能说 50 个词，3 岁还不能说句子，4~5 岁还不能表达自己的意愿，甚至完全不能说话，这些都是语言能力低下的表现，需要语音治疗帮助改善。

需要进行语音治疗的孩子往往有以下特征：说话的声音听起来是从鼻子或者喉咙深处发出的；不会说拼音里面的很多声母；不喜欢说话；只能说简短的字或者词，不能说句子；说话能力明显比同龄的孩子差；除了父母以外，其他不熟悉的人常听不懂他们说的话。

简单而言，只要您感觉到孩子说话不清楚，都应该到医院进行语音评估，确定是否需要进行语音治疗。

6. 什么是语音治疗？

很多家长和患者都会有疑惑：什么是语音治疗？说话也需要治疗吗？语音治疗就是教孩子读拼音吗？

简单地说，语音治疗是帮助那些说话不清楚、不能清晰地表达自己意愿的孩子或者成年人学会正确的说话方法和技巧，以便顺畅地与其他人交流。再简单一点，语音治疗就是教人说话，但并不是教读拼音。

语音治疗是一门专业，不同的语音障碍有不同的病因，因此对不同种类的说话不清楚会有不同的治疗方法。教会孩子正确地使用舌、牙齿、嘴唇等（图 3-4-6），学会正确的呼吸方式和节奏，控制好说话的气息和气流方向，完整准确地衔接声音和呼吸，从而发出正确的声音。这样的治疗课需要由专业的语音师完成，治疗安排为每周上治疗课 1~2 次，10 次为一个疗程。大部分没有智力和听

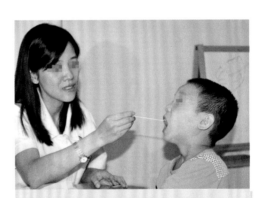

图 3-4-6　语音师帮助孩子摆放正确的舌尖位置

力问题的腭裂孩子，经过 1~2 个疗程，都能获得明显的好转。针对成年和一些学龄期患者，会开设密集型治疗课，每天 1 次，连续上课，同样能得到很好的效果。

7. 什么时候可以进行语音治疗？

语音治疗宜早不宜晚。部分家长认为孩子年龄比较小，长大后自然就说话清楚，这种观点是错误的，孩子错误的说话方式一旦形成，不尽快纠

正，就会变成一种固定的习惯，长大后更难改善。相同的错误，5 岁的孩子1 个疗程就可以纠正，而在成年人即使 2 个疗程也许只能部分改善。还有一些家长非常急切，刚做完手术就希望马上进行治疗，认为这样对孩子更好。这里说的宜早不宜晚，不能理解为手术一结束就马上开始，因为腭部肌肉的神经知觉恢复大约需要 3~6 个月，这段时间过后，才适合进行语音治疗。

开始语音治疗的时间一般由孩子复诊时的状况决定。4 岁以上的患者，手术后半年开始规范的语音治疗，每周上治疗课 1~2 次，10 次为一个疗程。3 岁的孩子，采用每月 1 次的早期干预课程。

导致说话不清楚的病因纷繁复杂，例如脑瘫、脑卒中、智力障碍、听力障碍、自闭症等，不同的语音治疗亚专业为不同的患者服务，腭裂患者和其他语音障碍的人群完全不一样，治疗方法也不一样。因此腭裂患者最好找专业的腭裂言语治疗师治疗。

8. 语音治疗前需要进行哪些检查？

语音治疗前，需要通过专业的语音师进行语音检测，评估孩子（患者）是否有语音问题，是哪一类的问题，这些问题是不是可以通过语音治疗来解决。尽管比较多的腭裂孩子需要语音治疗，但并不是所有的孩子都需要，只有确实存在语音表达和沟通问题的孩子才需要治疗。一般在语音治疗前需要进行的检查有：

（1）口腔检查：检查孩子牙齿、咬合、手术后上腭伤口恢复的状况（图3-4-7）。

（2）发音的评估：采用专用的语音清晰度评估表检查孩子现在说话的状况，有没有发音的问题，确定有哪些发音问题。

（3）语言能力的评估：主要是针对小年龄的孩子，与同龄的孩子进行对比，评估孩子的语言理解和表达能力是否达到正常水平。

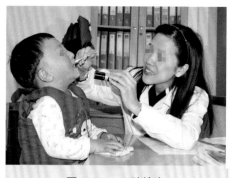

图 3-4-7　口腔检查

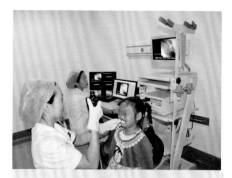

图 3-4-8　纤维鼻咽镜检查

（4）纤维鼻咽镜检查：对说话有鼻音的患者需要进行纤维鼻咽镜检查，确定患者有没有腭咽闭合不全的问题，是否需要做二期腭裂手术（图 3-4-8）。

（5）听力检查：做了鼓膜穿刺的孩子，需要在治疗前进行听力评估（图 3-4-9）。

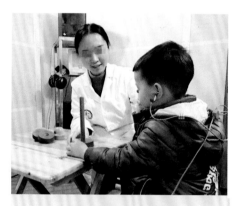

图 3-4-9　听力检查

9. 语音治疗的流程与方法是什么？

语音治疗的流程包括：治疗前进行专业的语音评估及检查，分析语音问题，确定语音治疗方案，制订语音治疗计划，实施语音治疗，评估治疗效果。

语音治疗的方法采用以医院的专业语音师治疗为主，家庭语音训练为辅相结合的方法。语音师根据孩子的语音、语言情况制订个性化的治疗方案。医院开展的语音治疗有不同的形式：一对一治疗、小组治疗、早期干预。根据治疗频率分为每周 1 次的常规治疗和每天 1 次的密集型治疗。10

次为 1 个疗程，针对不同年龄和语音状况的患者选择不同的治疗形式和频率。治疗内容包括：舌头的运动练习、口腔气流控制、声音识别、声音组合等。治疗从易到难，从发音动作到单字，逐渐过渡到词组，再延伸到短句，最后流畅对话。

10. 如何认识语音治疗的效果?

对语音治疗的效果，需要从以下几个方面认识：

（1）语音治疗对于纠正孩子错误的发音方法和习惯一定有效，但是效果不会立竿见影，需要等待一定的时间。单字纠正后，过渡到自由说话的水平，需要一段时间的学习和练习。

（2）不同的孩子，语音错误的问题和程度不一样，语音治疗需要的时间也不一样。

（3）一些成年患者，错误的说话习惯已经很固定，仅凭短期的语音治疗很难达到普通人水平。

（4）语音治疗只能改变患者说话的方法，不能消除高鼻音。高鼻音往往是因为患者腭咽闭合结构和功能的问题，只能通过手术纠正。

11. 家长如何配合语音治疗?

语音治疗过程中，家长良好积极的配合至关重要。有效的配合有助于促进孩子进步，缩短治疗周期。

家长的配合主要包括：

（1）严格遵守治疗安排，准时带孩子到医院，不迟到、不间断，否则会打乱整个治疗节奏，影响治疗效果。

（2）在家每天陪着孩子巩固练习 15 分钟左右。孩子在医院只是学会了正确的说话方法和规则，这些新的方法必须通过不断的重复练习才能稳定下来。每次医院的治疗课结束后，语音师会给孩子一些练习内容，请家长每天陪伴孩子完成。语音治疗没有捷径，必须重复练习。

（3）观察、记录孩子在家练习的情况，把孩子说错的声音记录下来，下次到医院时告诉语音师。孩子在家有最多的说话机会，一些比较隐蔽的问题，可能在家里才出现，家长反映给语音师，可以帮助语音师评估治疗计划是否有效，并且及时调整。

（4）不随意更改训练方法。针对一些情况，语音师会采取一些特殊的方法引导孩子发音，比如吐舌头或用牙齿咬住舌尖等，一些家长会认为这样说话很奇怪，而采用他们自己认为正确的方法让孩子练习，但家长的方法往往无效。所以，家长对治疗的方法有任何疑问或不理解，请及时和语音师沟通，不要随意改变治疗计划或方法，以免影响治疗效果。

12. 吹气球、吹口琴等能改善患儿的发音吗？

吹气球、吹口琴的练习可以让孩子体会气流从嘴巴里吹出来的感受，对于那些只会用鼻子吹气不会用嘴巴吹气的孩子有一定的帮助，但是不能纠正发音。

大量的研究已经证实，吹气时气流是直接从肺里呼出来，不加任何处理到达嘴唇，再到气球和口琴里。而发音时，肺里的气流出来，需要声带、腭咽口、舌、牙齿和嘴唇等多个器官的协调运动，才能变成规则的有意义的语音。二者的原理和气流控制过程完全不同，参与运动的肌肉也不同，所以吹气练习不是发音的练习，不能改善发音。

13. 让患儿读报纸和课文对语音康复有什么帮助？

语音治疗是一个从简单到复杂的连续过程，在语音治疗的后期，孩子学会正确的说话方法，单字、词都掌握后，需要过渡到比较长的句子练习，这时需要让孩子通过读课外书、讲故事这些比较复杂的活动巩固。注意：如果孩子还没学会新的发音方法，单纯地读报纸相当于不停地巩固错误的发音方法，对语音康复并无益处。

14. 家长如何在家训练腭裂手术后患儿的发音？

父母是孩子语言学习发展中最重要的老师和朋友，良好的家庭语言环境可以促进腭裂孩子的语音发展。孩子从婴儿阶段就开始学习语言，建议家长在家里做多种语音游戏来帮助孩子更好地说话。另外，语音治疗过程中孩子也需要在日常生活中反复练习学习到的新规则才能将其巩固。

（1）1~2岁左右的孩子：声音的输入很重要。输入就是让孩子听声音、感受声音、认识声音。家长需要做的是多说话给孩子听，让孩子的耳朵和大脑熟悉各种声音。

（2）3岁的孩子：鼓励孩子尽快开口说话。家长需要多跟患儿互动，做各种发音前的舌头和气流游戏，锻炼孩子对嘴唇和舌头这些发音器官的控制力。常用游戏包括：

1）舌头游戏：舌头上下左右转动，教会孩子控制舌头（图3-4-10）。用汤匙轻轻推压舌尖，教孩子体会舌头的力量。

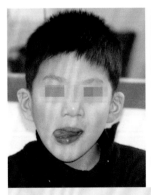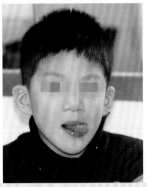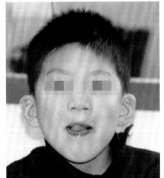

图3-4-10　控制舌头的游戏

2）气流游戏：让孩子知道嘴巴可以吹风，并且可以吹出不同的风。让孩子直接张大嘴巴吹风或者吹出 hu，也可以先闭上嘴巴，然后快速地喷出一口气，吹出 pu，还可以摆出微笑口型，露出牙齿，然后缓慢吹出 xi（图 3-4-11）。这些游戏可以教会孩子发音的几种基本气流，为后面的正确发音作准备。

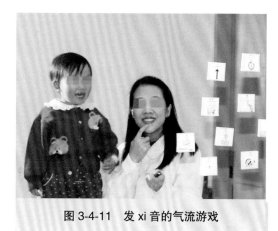

图 3-4-11　发 xi 音的气流游戏

（3）3 岁以上的孩子：可以在气流和舌头游戏的基础上，练习一些基本的口腔发音。比如：舌头从牙齿上滑下来，说出 la 的声音；舌头推牙齿，说出 te 的声音；牙齿漏气了，说出 xi 的声音。这些简单的声音都可以在家里练习。

家庭练习可以帮助小年龄的孩子学习发音的基本动作，创造说话的环境和机会，增加孩子说话的频率。但对于已经养成了错误发音习惯的孩子，家长很难自行训练。尤其是代偿性构音这一类的特殊语音障碍，家长一般不能分辨，往往只能听出孩子说的声音是错误的，但是不知道错误的原因，更不知道该从哪里着手纠正，甚至还会往错误的方向训练，比如鼓励孩子憋着气说话、说话时声带用力等，反而造成更严重的说话问题。此时应该由专业语音师指导孩子纠正错误，而家长负责在家帮助孩子将新的规则固化为自己的发音模式。

15. 手术年龄会影响腭裂患儿的语音康复吗？

国内外大量的研究已经证实手术年龄会影响腭裂语音的康复。目前国际公认做腭裂手术的最佳年龄为 6~12 月龄，因为从语言发展的角度，孩子在 1 岁时可以说出第一个有意义的词，之后语言会快速发展。选择在 12 月龄前做手术，是为了让孩子在语言快速发展的早期拥有正常的发音器官，从而开始正常说话。如果延迟手术，孩子可能自动适应腭部的裂隙，养成错误的发音方式和习惯，此时需要通过手术后的语音治疗来改善。

16. 错过最佳手术年龄的患儿还能恢复正常发音吗？

最佳的手术年龄，是综合孩子语音发展和伤口肌肉恢复的相对时间段。如果孩子因为某些原因如发育迟缓等，错过了这个时段，可能会出现一些发音问题。但也不必焦虑，术后腭咽部结构恢复正常，只要及时复诊，按照语音师设计的语音练习计划坚持治疗和练习，仍然能恢复清楚的发音。

17. 腭裂患儿听力下降会影响语音吗？

听力下降会影响语音。孩子会说话，是因为他们首先听到了声音，才会模仿声音。如果孩子听不见声音，就不会发出声音，这是聋哑儿童不会说话的原因，因为聋而导致哑。听力下降的腭裂孩子不是聋儿，不会完全听不见声音，但是听不清楚很多声音，所以模仿说出来的声音含糊或者错误。

18. 舌系带会影响腭裂患儿发音吗？

舌系带过短俗称"袢舌"，是许多家长关心的问题，常被误以为是造成腭裂孩子说话不清楚的"罪魁祸首"。其实绝大部分腭裂孩子的发音不清都是腭咽闭合不全和构音错误造成的。如果孩子的舌头能轻松舔到上、下嘴唇，就不是舌系带过短，不会影响发音。一些孩子不能翘舌尖、不能舔到上腭，并不是因为舌系带短了，而是运动不协调。这时可以带着孩子做舌头的轮转游戏，练习舌头的灵活度。真正的舌系带过短表现是舌头不能外伸、舔不到嘴唇，稍微上抬舌系带周围就容易发生溃疡，这样的情况才适合做舌系带矫正手术。

19. 腭裂手术前需要训练患儿的发音吗？

手术前孩子腭部结构没有修复，家庭能做的说话练习比较有限，多集中于气流练习、舌头游戏、口型锻炼这些说话的基础动作准备，还达不到完整说话的水平。但是，这些练习对后期真正的发音很重要，孩子必须学会这些动作，才能在手术后腭裂修补好后逐渐清楚地说话。

20. 6岁以上患者术后应注意哪些语音问题？

6岁以上患者就属于大年龄的患者，他们的语音问题往往比较复杂，有多种错误的发音问题，比如压力性声音缺失、过度使用喉部说话、嗓音沙哑等。手术后患者能明显感觉到说话时鼻子不漏气了，鼻音减轻了，但是一些发音问题并没有自行纠正，因此误认为手术对发音完全没有帮助。建议大年龄患者手术后6~8周开始进行语音治疗。在正常的结构基础上进行正确有效的语音治疗能帮助大年龄患者快速改善说话问题。

21. 咽成形术后患者可能发生哪些语音问题？

咽成形术后患者的咽腔缩窄，再加上局部伤口充血水肿，呼吸的气道变窄，患者可能会感觉到呼吸不如手术前通畅，出现鼻塞、睡觉打鼾和鼻音不足（一些需要鼻音的词语例如妈妈、明年、星星、奶奶听起来鼻音不够，像是憋在嘴巴里，声音闷闷的）。这些情况会随着伤口的恢复逐渐好转。个别持续存在或者程度严重的情况，需要及时到医院复诊，由外科医生和语音师共同评估，明确是否需要进一步处理。

22. 什么是主观语音评估？什么是客观语音评估？

主观语音评估是语音师引导患者说话，利用语音测试材料，评估患者目前的语音表现，判断语音问题和手术效果。

客观语音评估是语音师借助鼻咽镜、鼻音计（图 3-4-12）、头侧位片观察患者的腭咽部结构（图 3-4-13），确定患者是否有腭咽闭合不全的问题和腭咽

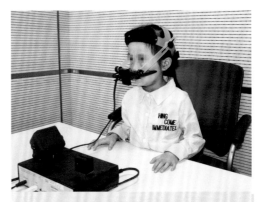

图 3-4-12 鼻音计测试

问题的严重程度。客观语音评估需要患者配合，一般 5 岁以下的孩子，因为配合度的问题，只能进行主观语音评估，5 岁以上的孩子可以进行客观语音评估。

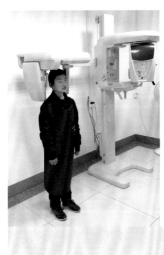
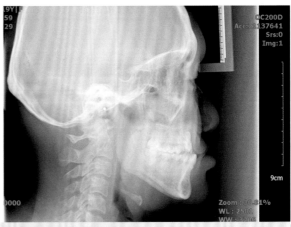

图 3-4-13 拍摄头侧位片

23. 什么是纤维鼻咽镜检查？每个腭裂患者都需要进行纤维鼻咽镜检查吗？

纤维鼻咽镜检查是一种最有效的客观检查，是目前各个唇腭裂治疗中心首选的腭咽功能检查设备（图 3-4-14），可以直接观察患者发音时腭咽部肌肉收缩变化的过程和形态，能直视并明确患者是否有腭咽闭合不全的问题，腭咽闭合不全的程度到底有多严重，是否需要做二期手术，需要做哪一种二期手术。所以纤维鼻咽镜检查是二期手术前必需的检查项目。

不是所有的腭裂患者都需要进行纤维鼻咽镜检查，只有说话时有鼻音、鼻子漏气，语音师怀疑有腭咽闭合不全的患者才需要。

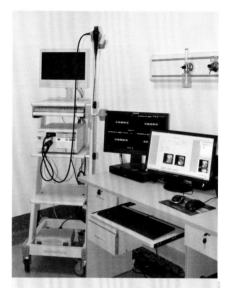

图 3-4-14　纤维鼻咽镜

24. 家长如何自行评估腭裂手术后患儿的语音情况？

孩子手术后，伤口肿胀、疼痛，神经血管和肌肉都需要一定的时间恢复，所以手术后的第 1~2 周，孩子可能不愿意说话，说话跟手术前比较没有明显的改变，甚至比较含糊，这是正常现象。从第 6~8 周起，孩子的手术效果就能逐渐显现出来。如果孩子能清楚地说出爸爸、阿姨、弟弟、婆婆、兔兔等词，没有鼻子漏气的感觉，说明腭咽功能恢复良好。

第五节　唇腭裂患儿牙病的治疗与预防

1. 唇腭裂是否影响长牙?

孩子长牙时间的早晚，主要是由遗传因素决定的。通常情况下，平均约6月龄时从孩子下颌的大门牙开始长牙，但也可能提早到3、4月龄。出牙晚的孩子要到10月龄左右才开始长牙，或延后到11、12月龄，个别孩子甚至要到1岁以后才长出第一颗乳牙，这种情况与孕期和婴幼儿时期营养状况、生长发育快慢等因素有关（图3-5-1）。

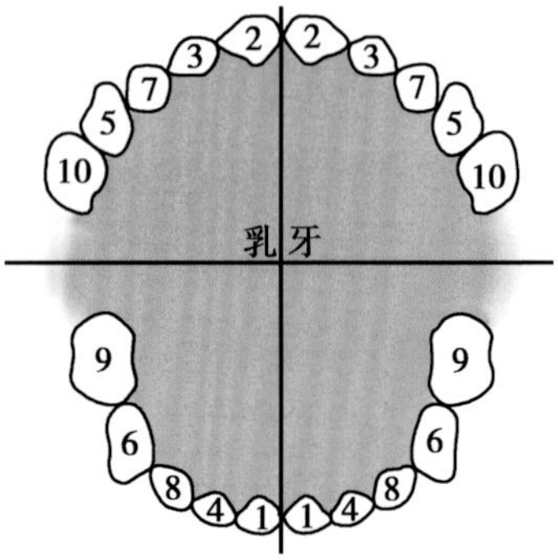

图 3-5-1　正常的乳牙萌出顺序

通常前牙会有前后6个月的差异，后牙的差异甚至可达1年。大约到2.5岁时，才长满完整的20颗乳牙。牙齿萌出时间存在着很大的个体差异、但只要在个体差异的范围内，都是正常的（表3-5-1）。

表 3-5-1　正常乳牙萌出的平均年龄和时间范围

萌出顺序	牙位	平均萌出年龄	正常年龄范围
1	下颌乳中切牙	6月龄	4~17月龄
2	上颌乳中切牙	7.5月龄	5~15月龄
3	下颌乳侧切牙	7月龄	6~27月龄
4	上颌乳侧切牙	9月龄	6~21月龄
5	下颌第一乳磨牙	12月龄	8~27月龄
6	上颌第一乳磨牙	14月龄	8~28月龄

续表

萌出顺序	牙位	平均萌出年龄	正常年龄范围
7	上颌乳尖牙	18 月龄	8~29 月龄
8	下颌乳尖牙	18 月龄	8~29 月龄
9	下颌第二乳磨牙	20 月龄	8~34 月龄
10	上颌第二乳磨牙	24 月龄	8~34 月龄

　　患有唇腭裂的孩子，尤其是伴有综合征的唇腭裂患儿，其新生儿"马牙"（婴儿在出生后 4~6 周时牙龈边缘出现的黄白色颗粒样小点，实际上是由上皮细胞堆积形成的）（图 3-5-2）及新生儿萌牙（出生后 30 天内萌出乳牙）的出现概率增加（图 3-5-3）。

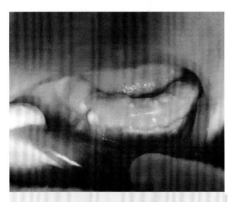

图 3-5-2　新生儿"马牙"

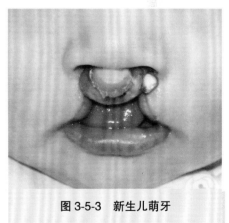

图 3-5-3　新生儿萌牙

　　牙齿的萌出有一定的顺序。正常情况下，上、下颌乳牙的萌出先后顺序如图 3-5-1。唇腭裂患儿的上、下颌裂隙侧的乳牙均比对侧相应的同名牙萌出延迟（图 3-5-4），特别是上颌乳侧切牙、上颌乳尖牙和下颌乳侧切牙。上颌乳牙的萌出顺序也

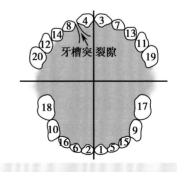

图 3-5-4　唇腭裂患儿的乳牙萌出顺序

会发生改变，乳侧切牙往往最晚萌出。在乳牙与恒牙更换的过程中，上颌侧切牙是裂隙区最常受到影响的牙齿（图3-5-5）。该牙通常先天缺失，即使存在，裂隙区的上颌侧切牙也比对侧同名牙萌出晚。

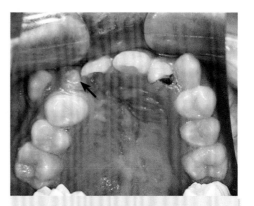

图 3-5-5 唇腭裂患儿裂隙处侧切牙萌出迟缓（箭头示）

2. 唇腭裂患儿有哪些常见的牙齿异常？

一般儿童常见的牙齿萌出异常和发育异常，例如早萌（诞生牙或新生儿牙）、迟萌、埋伏牙、阻生牙、牙齿形态异常和钙化异常等都可能发生在唇腭裂儿童中。临床上最常见的唇腭裂儿童牙齿发育畸形有乳牙和（或）恒牙先天缺失、额外牙、牙齿形态异常、牙钙化异常、扭转、异位及倾斜（图3-5-6~图3-5-8）。

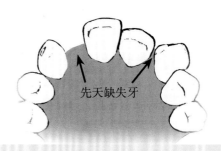

图 3-5-6 先天缺失牙（箭头示）

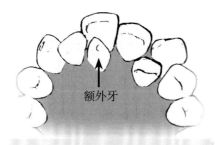

图 3-5-7 额外牙（箭头示）

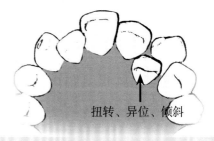

图 3-5-8 牙齿扭转、异位、倾斜，形成双层牙

由于面突形成时牙槽骨段关系扭曲，裂隙处的牙齿往往出现位置不正，表现为扭转、向颊侧（外侧）或舌侧（内侧）倾斜、向裂隙区倾斜，也可能表现为牙齿形态不正常、牙齿变色、牙齿缺失等。中切牙常异位萌出，其中单侧唇腭裂裂隙侧的中切牙、双侧唇腭裂的左、右中切牙最明显。

裂隙区还可能出现由于发育紊乱引起的额外牙。裂隙区切牙牙釉质改变的比例常比对侧牙的牙釉质改变的比例高，中切牙比乳中切牙更易受影响。这些釉质改变可能是发育不足（外形改变）或矿化改变（黄棕色斑点）。既往研究还发现患儿第二前磨牙的形成和矿化明显迟缓。与非唇腭裂儿童相比，唇腭裂患儿牙齿发育不全或牙列发育不对称的概率更高。上颌侧切牙可能发育不足，或牙根比对侧同名牙的牙根发育延缓。

除了裂隙区，唇腭裂患者的前牙和后牙都可能出现反𬌗（俗称"地包天"）的情况。单侧唇腭裂患者牙槽弓较短的部分常发生反𬌗；双侧唇腭裂患者的双侧后牙段均可发生反𬌗（图 3-5-9）。

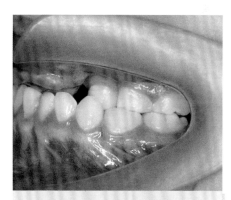

图 3-5-9　唇腭裂患者反𬌗

3. 为什么唇腭裂患儿较同龄人更容易"蛀牙"？

儿童特别容易发生龋齿（俗称"蛀牙"），常见的原因包括：

第一，儿童口腔卫生习惯往往不佳，口腔不清洁。婴幼儿不会漱口，不会刷牙。年长儿童虽会漱口、刷牙，但大部分儿童漱口、刷牙不认真，不能坚持早、晚刷牙，进食后漱口，所以在齿缝间和沟裂中存留食物残渣，细菌、污垢不能被及时清除，容易诱发龋齿。

第二，饮食习惯可能为龋齿提供细菌滋生的条件。儿童喜欢吃零食，特别喜欢吃甜食，比如糕点、饼干、糖果、果汁等，甚至有的儿童嘴里含着糖睡觉。这些食物含糖多，又易粘在牙上不容易清除，对细菌的繁殖有利。口腔里的致龋细菌能使糖和食物残渣发酵分解，产生大量酸。这种酸导致口腔的 pH 降低，从而引起牙齿脱钙，牙齿结构破坏，最终形成龋齿。

第三，乳牙钙化程度低，牙齿硬组织厚度只有 2mm，耐酸性差，易受细菌侵蚀而龋坏，龋洞更容易穿透牙齿表层进入深层。如果儿童营养状况不好，如儿童患营养不良、患有佝偻病和各种慢性病，特别是患维生素 D 缺乏性佝偻病的儿童，由于牙齿缺乏钙质、牙齿结构疏松，更容易被酸侵蚀形成龋齿（图 3-5-10）。

长期研究表明，与普通儿童人群相比，唇腭裂患儿的患龋率更高。这是因为能引起正常儿童龋齿的危险因素对唇腭裂患儿也一样起作用。包括早期龋齿、唾液腺疾病、餐间食糖、进食碳水化合物饮料、过度或过早摄入氟化物、不良刷牙习惯、未定期到口腔科就诊等。除此之外，还有其他一些因素可明显增加唇腭裂患儿的龋齿发生率，包括牙齿的位置不端正、裂隙区牙齿倾斜、不整齐或拥挤牙列、额外牙、异常牙槽骨段的刷牙困难等都容易形成清洁死角，牙刷不能有效清洁细菌，引起龋齿（图 3-5-11）。

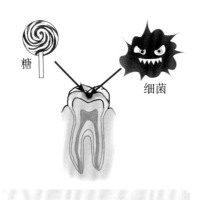

糖

细菌

图 3-5-10　龋坏形成

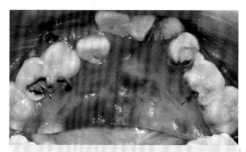

图 3-5-11　唇腭裂患者牙列不齐伴龋坏
（箭头示）

　　还有一部分龋齿形成与唇腭裂综合治疗中的正畸治疗有关。正畸矫治器为微生物提供了一个在牙齿表面黏附及滋生、繁殖的"港湾"，普通牙刷和日常漱口不能有效清洁到矫治器的每个角落。随着每餐食物的摄入，细菌分解这些物质并产酸，使 pH 下降，造成"白斑"形成。这在牙齿的颊面、唇面，托槽、弓丝与牙龈之间的区域表现得最为明显。如果牙齿表面结构完整性遭到破坏或已形成龋洞，则需行牙体修复治疗。

4. 如何预防唇腭裂患儿"蛀牙"？

　　（1）婴幼儿应使用专属餐具：细菌是导致龋齿的"罪魁祸首"。细菌传播的方式多数是通过口腔传播。婴幼儿的口腔本是清洁无菌的，母亲可能通过亲吻、尝奶温、喂食、咳嗽、打喷嚏、逗玩等途径将有害致龋菌传给孩子。在婴幼儿出生后 15.7 个月，口腔里就已经开始有致龋菌生存。到 24 个月时，84% 的儿童口腔里都潜伏着像变异链球菌这样具有强致龋性的细菌。并且，细菌出现的时间与牙萌出的数目成正相关。多数专家认为，致龋细菌传播得越早，婴儿患龋的风险越大。

　　因此，婴幼儿应有自己的专用餐具，尽量避免与大人共用餐具。大人亲近儿童前应彻底刷牙，清洁口腔。咳嗽、打喷嚏时避开儿童。测试奶温时，可选择在自己手腕内侧滴一滴奶液的办法（图 3-5-12）。尤其要避免帮助幼儿咀嚼食物或进行嘴对嘴喂食。

　　（2）刷牙和使用牙线：正确刷牙和使用牙线是去除口腔牙菌斑的基本方法。所以从第一颗乳牙萌出，父母应该帮助幼儿清洁牙齿。第一颗乳切牙萌出时，可以用干净的湿纱布清洁牙齿表面和裂隙区（图 3-5-13）。第一颗乳磨牙萌出时，可用幼儿软毛牙刷清洁咬合面。刷牙次数至少 1 天 2 次。当牙齿间的间隙关闭后，应开始使用牙线。对于牙齿不整齐的唇腭裂患儿而言，更加提倡使用牙线仔细彻底清洁口腔里的每个可能残留食物的角落。

　　（3）用含氟牙膏给孩子刷牙：早期，患儿父母可用味道适宜的不含氟

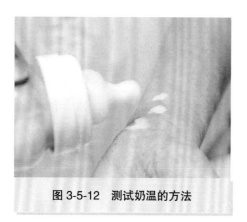

图 3-5-12　测试奶温的方法

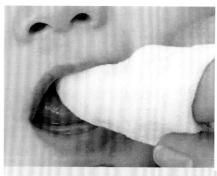

图 3-5-13　用纱布清洁乳牙

牙膏，等到幼儿学会吐出漱口水时再用含氟牙膏，防止误吞。3 岁以内的孩子可使用很薄的一层含氟牙膏，大概覆盖儿童软牙刷的一半即可，或者用米粒大小的牙膏。到 3 岁时可使用黄豆大小的含氟牙膏。3 岁以上孩子的使用量比黄豆稍大即可（图 3-5-14）。

（4）氟化物涂膜牙齿预防龋齿：大量科学研究显示氟化物涂膜对于减少和预防龋齿非常有效。美国儿科学会建议，当婴幼儿出乳牙后就应该接受氟化物涂膜（图 3-5-15）。氟化物涂膜可以每 3 个月做 1 次，1 年不少于 2 次，一直持续到 5 岁。

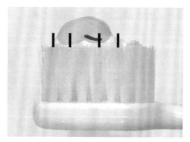

3 岁以内的牙膏用量：一粒米
3 岁的牙膏用量：一颗黄豆
3 岁以上牙膏用量：比一颗黄豆大

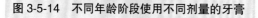

图 3-5-14　不同年龄阶段使用不同剂量的牙膏

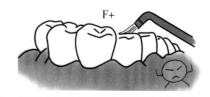

图 3-5-15　氟化物涂膜

（5）合理使用奶嘴和吸管：不要让孩子含着奶瓶睡觉（图 3-5-16）。因为奶嘴上的糖分会粘在孩子牙齿上，造成口腔细菌繁殖聚集，产生酸性物质，导致龋齿（图 3-5-17）。如果孩子有含奶嘴入睡的习惯，最好使用干净的安抚奶嘴或者装凉白开水的奶瓶。

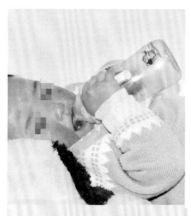

图 3-5-16 含奶瓶睡觉

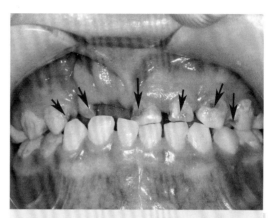

图 3-5-17 奶瓶龋发生于多个上前牙（箭头示）

长期用力吮吸奶嘴还会影响孩子上下牙排列的整齐性，乃至影响嘴形，因此不建议 2 岁以后的孩子继续使用奶嘴。此外，长期使用吸管喝果汁会导致门牙后部龋齿，因此喝果汁时应尽量用广口杯。

（6）养成良好的饮食习惯：最易引起龋齿的食物是高糖食品（图 3-5-18）如甜品、果汁，易粘黏牙齿的食品如葡萄干、花生酱等。还有频繁持续地进食含糖食品，如不断地吃零食，喝果汁、牛奶等。因此要避免食用含糖量高

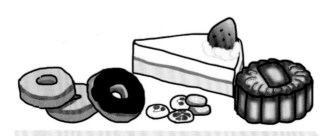

图 3-5-18 高糖食物

的食品和饮料。即使要吃，也要在吃饭时再吃，而不要在两餐间不断地进食这些食品和饮料。晚上刷牙后不要让孩子再喝奶或饮料。另一方面，在保证孩子营养供给充足的同时，还要注意饮食和营养的均衡搭配，避免偏食、挑食。

（7）定期进行口腔保健：唇腭裂患儿家长从孩子出生开始就应该带孩子接受口腔科医生的检查和早期的正畸治疗，并获取相关的保健资讯。之后至少每半年需要去口腔科接受全面的检查和评估，便于医生对可能出现或已经出现的口腔疾病进行早期预防和及时干预，以免错过最佳的治疗时机。

5. 乳牙龋坏有哪些危害？

不论乳牙或恒牙都可以发生龋齿，不少家长认为乳牙迟早是要替换的，不用管它。另外有部分家长因为疏于监管，没能及早发现孩子的龋齿，或者认为龋齿只要没有明显疼痛症状就不需要治疗，结果直到龋齿引起剧烈的牙痛、严重的颌面部感染，甚至形成残根才带孩子到口腔科就诊。

其实，这些都是不正确的认识。尽管乳牙是会被替换掉的，但替换期是在孩子6岁以后，相隔时间太长。乳牙龋齿发展快，而且破坏广，不仅造成牙齿组织损害，还可带来其他一些局部及全身性的危害。

龋齿会破坏牙齿的正常结构，病变先是牙釉质发生龋蚀，牙冠龋坏的部位色泽变成灰暗，牙面上不光滑，易有牙石堆积（图3-5-19）。龋齿初期患者不觉疼痛（图3-5-20），当龋洞发展到牙本质时，遇到冷、热、酸、咸、甜的食物时才发生疼痛，一般是酸痛（图

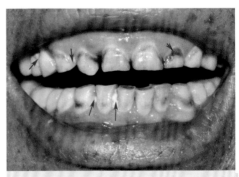

图 3-5-19　口腔卫生差，牙石堆积（箭头示）

3-5-21）。如果龋洞较深，与牙髓接近或蛀穿到牙髓，前述的刺激可引起难以忍受的酸痛（图 3-5-22）。龋洞内经常有食物嵌入，发出腐败难闻的臭气。部分龋齿还会引起急性牙髓炎，表现为剧烈的夜间疼痛。随着龋洞不断地扩大，牙冠就会一块块地崩裂，最后只留下残余牙根（图 3-5-23）。

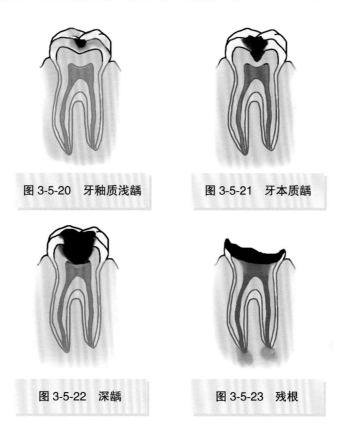

图 3-5-20　牙釉质浅龋　　　　图 3-5-21　牙本质龋

图 3-5-22　深龋　　　　　　　图 3-5-23　残根

　　之后，炎症进一步向根尖方向发展，严重的发展为颌面部间隙感染，出现相应区域的组织发红、肿胀、疼痛、张口困难或者破溃流脓（图 3-5-24）。龋齿引起的根尖周感染，如根端肉芽肿、牙源性囊肿、牙髓感染等可成为感染病灶，在过度疲劳、感冒等身体抵抗力降低时，可诱发视力降低、关节炎、肾炎、心肌炎、长期低热、风湿热、扁桃体炎、脓疱疮、猩红热、败血症等全身性感染。研究表明有深度龋齿、残根、牙槽脓肿的儿童，81%的患儿会出现局部淋巴结肿大，尤其是下颌下淋巴结（图 3-5-25）。在龋齿

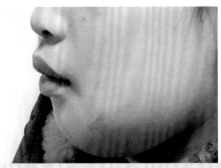
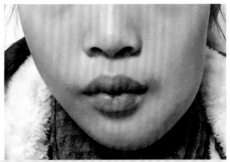

图 3-5-24 颌面部间隙感染引起颜面部肿胀（箭头示）

治疗后，70% 的肿大淋巴结可以消退。乳牙根尖炎症会影响根尖附近恒牙牙胚的正常发育，导致恒牙的发育异常和萌出异常。

儿童处于生长发育阶段，其牙齿、颌骨和面部发育需要咀嚼功能的刺激。失去了这种正常生理刺激，颌骨的正常发育会受到影响，可造成颌面部轻重不等的畸形。龋洞使孩子在进食时容易出现疼痛和塞牙，龋齿造成的剧烈疼痛难以忍受，

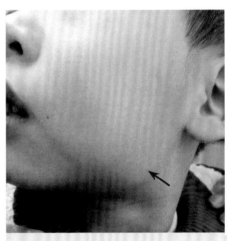

图 3-5-25 下颌下淋巴结肿大（箭头示）

非常痛苦，可以影响儿童的咀嚼。如果单侧乳牙龋坏，疼痛导致长期单侧咀嚼，造成孩子的颌骨和咀嚼肌不对称发育，表现为脸部左右不对称。乳牙龋齿如果早期不及时治疗，龋洞会越来越深，直至引起乳牙早失，致使相邻牙向缺隙处移位，造成咬合关系紊乱，最终影响恒牙的发育和萌出，导致恒牙发育缺陷和萌出异常，造成错𬌗畸形（图 3-5-26）。

一些孩子因为疼痛不敢咬食或咀嚼某些食物，因为龋坏（图 3-5-27）导致咀嚼能力下降而囫囵吞咽大块食物，逐渐发展为偏食和食欲不振。这些没有经过细细咀嚼的食物进入胃里，加重了胃的负担，引起胃痛。粗糙

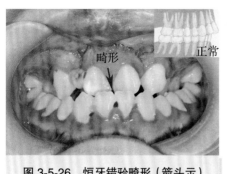

图 3-5-26　恒牙错殆畸形（箭头示）

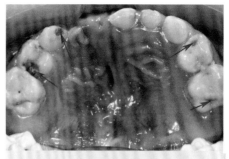

图 3-5-27　乳牙后牙龋坏，形成龋洞
（箭头示）

的食物不能在胃内消化完全，就会影响到小肠对营养的吸收。久而久之，孩子不能摄取足够的营养，体质下降，甚至影响体格发育。

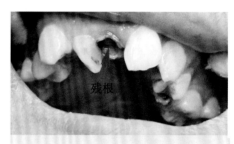

图 3-5-28　前牙残根、缺牙（箭头示）

　　婴幼儿期是儿童学习语言的时期，完整的乳牙有助于孩子掌握正确的发音。乳牙残缺不全（图 3-5-28），上下牙床咬合时闭合不紧会使孩子发音受到影响，特别在发一些需要上下牙床合紧才能发的音如 zi、ci、si 等音时，会因为漏风而发不清楚，如果再因此被笑话，孩子不但语言发育受限，自尊心和自信心也会受到打击，从而对心理产生不利的影响。

　　所以无论从哪方面看，乳牙龋齿都应及时治疗。

6. 乳牙早失如何处理？

　　孩子摔倒、滑倒或是从高处掉下来时，特别容易摔伤牙齿，尤其是前牙。牙齿可能会缺损、断裂、松动、嵌入牙龈中（塌陷）或偏离原来的位置，甚至脱落（图3-5-29~图3-5-31）。如果孩子的鼻子和上、下颌受到撞击，

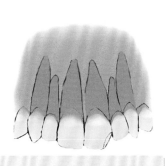

图 3-5-29　外伤导致牙齿缺损

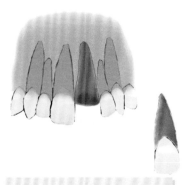

图 3-5-30　外伤导致牙齿脱落

不能只看表面，应该让孩子张开嘴巴，检查一下他的牙齿，除了检查明显的损伤外，还要轻轻触摸孩子的牙齿，看看是否摇晃松动。如果怀疑牙齿受伤，最好及时带孩子到口腔科接受检查。

如果发现牙齿脱落，应立刻找到牙齿，注意用手拿捏牙齿冠部，不要捏牙根部。如果牙齿已污染，将其用冷的流动水冲洗10秒，放回牙齿原来的位置。如果不能立即放回原位，应放在冷牛奶中（图3-5-32），或保存在嘴里舌下，立即前往口腔急诊处理。最好在脱位后2小时内尽快做再植术，可防止日后牙根吸收的发生。

当儿童因外伤或者严重龋齿导致乳牙过早脱落时，不少家长会觉得反正以后会长新的恒牙，不用安装假牙或者进行任何处理。然而恒牙的萌出尚

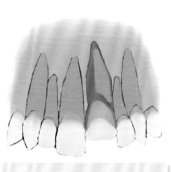

图 3-5-31　外伤导致牙齿嵌入

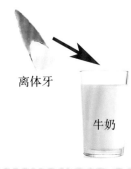

离体牙

牛奶

图 3-5-32　将离体牙浸入冷牛奶中

需几年时间，长期的缺牙会引起缺牙区两旁的牙齿向缺牙区倾斜或移位（图3-5-33），上、下颌与之对应的牙齿向缺牙区伸长（图3-5-34），造成𬌗干扰以及咬合错乱，严重者可引起颞下颌关节紊乱病。更糟糕的是，每个乳牙都对相应的恒牙起引导作用。如果乳牙过早缺失，恒牙没有了乳牙的引导，就会发生移位或错误萌出。所以，乳牙的空间关系紊乱会进一步造成恒牙萌出的异常，乳牙缺失需要及时处理。

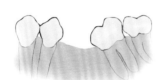

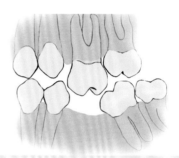

图 3-5-33　长期缺牙导致邻牙倾斜　　　　图 3-5-34　长期缺牙导致对颌牙伸长

儿童牙齿在过早缺失后，为了防止邻牙向缺失牙的部位倾斜和对颌牙伸长，即为了保持这个乳牙的空缺，需要给儿童做一个口腔科装置来维持正常的生理间隙，这种装置称为间隙保持器或维持器。间隙保持器可以用树脂或金属材料定制，可以是固定在儿童口腔中或是活动的可以摘戴（图3-5-35）。

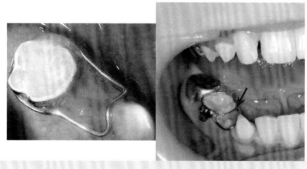

图 3-5-35　戴入间隙维持器，为尚未萌出的恒牙预留空间（箭头示）

　　戴间隙保持器的目的是用来保持早失牙齿在牙列中的近远中和垂直的间隙，从而保证后续的恒牙有足够的空间萌出。但是，并非每个的孩子发生乳牙早失或龋齿都需要戴间隙保持器，因此需要咨询专业的正畸科医生。

7. 额外牙如何处理？

　　正常人的恒牙是 32 颗，其中切牙 8 颗，尖牙 4 颗，前磨牙 8 颗，磨牙 12 颗，凡超过此数目而额外长出来的牙，医学上称为额外牙。多长出的额外牙齿，由于它在牙弓中没有正常位置，只好偷偷地从正常牙齿的侧边长出，故而得名额外牙（图 3-5-7）。绝大部分额外牙可以萌出到口腔中，少部分额外牙埋伏在颌骨内不能萌出（图 3-5-36）。

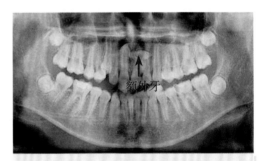

图 3-5-36　X 线片上可见埋伏额外牙（箭头示）

　　额外牙是恒牙胚中多生的一个或几个牙胚，可发生在牙弓的任何部位，以上颌前牙区发生最多，常出现在上颌两个中切牙之间和上、下颌前磨牙内、外侧，有的也发生在第三磨牙之后，下颌的额外牙少见。这类牙大多呈圆柱形或圆锥形，一般比正常牙小，也有近似正常牙的。

　　额外牙往往比门牙先萌出，继而影响恒牙的发育和牙齿的排列。额外牙若长在牙列里，就会占据正常牙的位置。而正常牙受到额外牙的排挤，只好从牙龈的旁边长出去，导致牙齿排列不整齐，表现为牙缝过宽，前牙拥挤、扭转，牙齿移位和错位，影响美观。埋伏的额外牙常造成相邻牙阻生，使其不能正常萌出，引起恒牙萌出延迟、萌出障碍、埋伏阻生等。恒牙的牙根发育也可能受到影响，产生牙根弯曲。若额外牙长在牙列的外边，例如有一部分额外牙在尖牙或前磨牙的内侧面长出来，就会形成双层牙。拥挤的两牙之间有缝隙，造成食物残渣滞留和嵌塞，导致龋齿，牙龈组织发炎、红肿、出血和牙周炎（图3-5-37）。

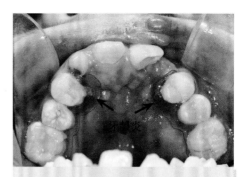

图3-5-37　牙龈红肿、发炎（箭头示）

　　尽早发现和及时拔除额外牙，将会减少对恒牙列的影响。少数额外牙如果位置长得较正常，并且有一定的功能，可不必拔除。上颌门牙区的额外牙，若在门牙未萌出之前及早拔除，可以防止上颌门牙的错位生长。若该牙没有被及时拔除，在门牙萌出后会发现前牙拥挤或前突，此时一定要拔除额外牙，让前牙自行调整，或者通过戴正畸矫治器进行矫正。总之，在儿童换牙期间，一旦发现有形态异常的牙，应请医生确诊并及早拔除。一般已经萌出的额外牙很容易被发现，而埋伏在颌骨内不能萌出的额外牙需采用 X 线检查才能发现，因此定期对孩子牙齿进行检查非常重要。

8. 牙列不齐如何处理？

　　反𬌗（俗称"地包天"）是唇腭裂患儿最常见，也是最难治的牙列异常。反𬌗的最佳正畸治疗时机目前仍存在争议，不同的治疗中心采取的治疗策略不尽相同。总的说来，治疗乳牙列反𬌗要考虑许多因素，包括：①年龄及患儿的配合程度；②反𬌗的发生机制；③龋坏的危险；④间隙保持器的长期维持；⑤口腔卫生；⑥植骨术的时机；⑦父母的愿望和配合。笔者认为，应早期干预反𬌗，一般 3 岁半 ~4 岁即可开始予以矫治。

9. 为了提高唇腭裂的治疗效果，哪些情况需要去看口腔科医生？

唇腭裂患者的口腔科干预时机取决于牙齿及颌面部的生长发育状况。牙齿从开始萌出一直到建𬌗，在四个时期需要对患者进行口腔保健。

第一阶段：出生至 24 月龄。这一阶段父母需要学习如何正确喂养唇腭裂患儿。有部分患儿还需要配戴喂养矫治器，辅助口腔吸吮。口腔科医生通过对患儿的腭部制取印模，灌注模型，制作个性化的矫治器。配戴矫治器的目的之一是阻塞裂隙，以便食物能更有效地进入消化道。矫治器的另一个重要目的是通过主动式或被动式的矫治力，改变口腔及鼻唇区的软、硬组织，缩窄裂隙，塑形牙槽弓形态。

第二阶段：乳牙列期（2.5~6 岁）。这一阶段强调乳牙列的建𬌗及形成良好的口腔卫生习惯。教会孩子如何正确地刷牙，保证孩子的营养均衡和养成良好的饮食习惯是这一时期的首要任务。另外，还需要随时关注乳牙的健康状况，及时正确地处理龋齿和突发的乳牙外伤。

第三阶段：混合牙列期（6~12 岁）。在乳恒牙替换的期间，需要关注恒牙的萌出情况，请专科医生明确牙槽突裂的治疗时机。如果上颌裂隙侧的侧切牙先天缺失，需要决定缺隙的留存。治疗方案取决于患者的生长预测、骨型、牙齿的大小、裂隙处牙齿的位置、有无其他先天缺牙以及父母的愿望。一般有两种选择：①保留侧切牙间隙；②关闭间隙。如果采用正畸治疗关闭侧切牙间隙，则尖牙需向近中移动，并适当改形与对侧侧切牙相似。如果保留侧切牙间隙，则在扩弓或牙槽植骨术后，需立即进行修复。缺失牙齿的最终修复可选择固定修复体或活动修复体、骨内种植牙。

第四阶段：恒牙列期（13~18 岁）。一般来说，多数唇腭裂患者可以使用常规正畸方法，排齐牙列，建立较好的咬合。主动矫治的时间一般为 21~24个月，随后保持。当侧切牙先天缺失并选择保留间隙时，需在上颌保持器上制作一个临时假牙，恢复美观，保留间隙。等面部及咬合生长发育完成后，再制作永久性修复体。有些唇腭裂患者存在严重的错殆畸形，单独正畸治疗无法矫正，需要术前正畸—正颌外科—术后正畸联合治疗，使牙齿和面型得到改善。首先通过术前正畸，排齐牙弓。外科医生在生长发育完全结束后进行外科手术，通过手术将上、下颌骨摆放到合适的位置。男性一般为18岁，女性一般为15~16岁。术后还需正畸，进行精细调整。最后去除正畸矫治器，使用活动保持器保持、稳定牙列。

第六节　学龄期的心理咨询

1. 儿童期唇腭裂孩子的心理特点是什么？

儿童期唇腭裂孩子开始注意到自己的畸形，会发现自己与其他儿童在容貌和语音上的不同，或由于受到其他儿童的嘲笑而开始意识到自己的问题。部分孩子可能由于唇部手术效果不佳、腭裂语音或者继发性听力障碍等原因，使他们在学习语言、与人交流、理解和回答问题等方面的能力都有所下降，孩子可能因此逐步形成性格内向、性情孤僻等心理特点。此外，由于儿童期孩子正处于唇部、腭部的二期手术，牙槽突裂植骨手术，正畸治疗和语音治疗等唇腭裂序列治疗的重要时期，他们在治疗过程中不得不经常缺课，因而存在更多的学习困难。异常面容及消极的社会反馈在阻碍儿童正常自我概念形成的基础上，进一步导致自卑情结、孤独隔离感等异常心理状态。其中最常见的是自尊心受损，文学中常用的"自惭形秽"就包含着这层意思。

出于自我保护的需要，为了抵御来自外界的不良影响，孩子容易形成异常的心理防御机制，他们通常会采取本能的反应方式而出现攻击行为、退缩行为及逆反行为。表现为不愿与同伴交往，更愿意独处，不愿参加新的活动，不愿进入陌生的环境，在社交场合表现痛苦或出现身体不适情况，以及表现出敌意、挑衅等行为。由于缺乏与同伴的交往，孩子无法学习到如何更好地与人交流的技巧，如何恰当地表达和控制情绪以及如何处理内心的焦虑和冲突，可出现情绪性障碍，如焦虑、抑郁、儿童躁狂症等，主要表现为兴趣下降、睡眠问题、情绪变化无常、易激惹以及各种躯体不适的症状。

2. 儿童期家长如何与孩子建立良好的亲子关系？

儿童期的成长主要是获得书本知识，建立初步的社交关系，他们希望得到老师、家长以及同龄人的认可与亲近。这个时期的儿童具有极大的可塑性，老师、家长的教育方式以及周围环境都会对他们的心理发展有至关重要的影响。如果家长不注意孩子的感受，只一味地强调唇腭裂孩子自己要勇敢、坚强，对孩子出现的挫败与退缩进行空洞的鼓励或责怪，很有可能使孩子处在孤立无援的境地而出现攻击、社交退缩或行为抑制等问题。

因此，在儿童期，家长应注意塑造孩子的自信心，以无条件接纳与积极关注的态度对待孩子，在任何情况下都选择积极支持和鼓励孩子，尽量放大其优点，在一言一行、一举一动中让孩子感受到家长为他（她）自豪，为他（她）骄傲。应尽可能多地给予孩子深度陪伴，即细致地参与到孩子的日常生活，了解孩子的人际交往与同伴关系以及学习情况，鼓励并陪同或帮助其跟同龄孩子交往，并使其养成乐于助人的好习惯。注重培养孩子的独立能力，有意识地锻炼其意志力与对抗挫折的能力，帮助其养成良好的生活与学习习惯。为孩子营造和睦温馨的家庭氛围以及安全、放松的学校氛围。家人及老师等要多鼓励、肯定、接纳孩子，保护孩子的自尊心，树立其自信心。此外，应根据孩子的个性特点发展广泛的兴趣与爱好，培养孩子多方面的能力，同时这也是提升其自信心的良好措施。

3. 家长应如何面对孩子关于自己外貌或语音的疑问？

对于唇腭裂先天畸形的事实，许多家长在孩子年幼时选择隐瞒，或由于孩子年龄较小而未刻意告知。随着孩子年龄的增长（通常在5、6岁左右），他们开始关注自己的外貌与语音，常常面对镜子观察自己的容貌，或在与别的儿童交往过程中被关注和提醒。为此，他们常常感到迷惑不解或充满好奇，向父母寻求答案是他们最直接的和最常采用的方式。作为父母应充分认识到，父母对待唇腭裂的态度，很大程度上决定着孩子对待唇腭裂的态度。如果父母深信唇腭裂是必须隐瞒的、是见不得人的、是低人一等的，那么孩子可能也较难接受这个事实。反之，如果父母持接纳、坦然、积极的态度，那孩子通常也能够坦然接受真相。

父母可以在孩子还不能理解"唇腭裂"一词有什么特殊含义的时候就向孩子讲明这个事实，等到孩子能完全理解的时候，这已经不是新问题了。或者，当孩子懂事时主动提起，父母可以通过真诚的交流，与孩子建立起一种亲密、信任的关系，和孩子一起讨论他需要面临的问题，如对于尚未完成唇腭裂序列治疗的孩子，引导其建立对治疗的期待、对未来充满希望也是较好的心理关怀措施。当然，如果孩子从小到大就坚信自己的外貌并非先天缺陷而是后天原因，为了不伤害其幼小的心灵，善意的谎言也是最美的真相。总之，在告知真相时根据孩子当时的年龄采用孩子容易理解和接受的方式进行，要通过父母的爱让孩子懂得，生理上的不完美并不代表所有的缺陷，外貌以外的成功体验仍然可以使生活中时时充满欢乐。

4. 家长应如何引导孩子面对别人的好奇与歧视？

笔者在对唇腭裂患者及其家长进行心理咨询的过程中，接触到最多的问题就是"如何面对旁人的好奇与歧视"。的确，周围人异样的眼光与嘲笑会让唇腭裂患者觉得自己与众不同、另类，而产生被孤立、被排斥的感受，增加其心理上的痛苦体验。作为家长，应该认识到出现这种体验是正常的反应，不必太过自责，将责任推在自己身上，也不必强行压抑自己的感受。可以向值得信赖的亲人或朋友倾诉自己的感受，获得理解与支持。如果旁人或同学嘲讽孩子时，要以同情的心态去听孩子讲述自己的委屈，然后问孩子"什么""如何""为什么"这样的问题，帮助他分析这个事件，使孩子对自己的问题有正确的感受、思考和结论，解除其心中的不快。

此外，家长应认识到，旁人的关注与好奇，更多时候只发生在当时，从某种角度来看，人们往往对与自身密切相关的问题更在意与看重，而对与自身关系不大的人与事，往往会转头就忘掉。因此，作为家长和孩子，大可不必因为旁人的一个眼神与一句嘲笑而长时间闷闷不乐甚至难以排解郁闷。当然，解决此问题的根本还在对自我有一个正确的认识，树立充分的自信，能以微笑和坦然面对旁人的不解与异样的眼光，甚至对好奇的路人积极进行唇腭裂科普宣传，这样的行为或许能为自己迎来友善与关切，从而缓解和释放内心的焦虑与不快。

5. 孩子不合群怎么办？

孩子不合群，是许多家长经常担心的问题。通常人们口中的"合群"，是指孩子在与同龄人交往时，能够积极参与并主动融入的状态。唇腭裂孩子由于外貌缺陷与语音障碍，在与同龄人交往中通常会表现为三种情况：一是由于自身性格原因，相对群体活动来说，可能更喜欢独自玩耍，因而显得不合群；二是在同伴交往中曾经有过受挫的经历，表现为自卑、胆怯而出现退缩与回避交往的现象；三是由于个性或过去受挫的经历，在人际交往中表现为对抗、自我中心，甚至霸道、攻击的现象，这样就更加剧了"不合群"的现象。

对此，家长应针对不同的情况区别对待：针对孩子性格及个性方面原因，家长应给予积极接纳与正确引导，注意观察孩子在不同场合下的不同表现，如果孩子并不排斥与同伴相处，只是相对来说更容易在独自玩耍中感到自在和体会到乐趣，家长也没必要为孩子贴上"不合群"的标签。

如果存在交往受挫的经历，家长可以多陪孩子玩耍，和孩子一起开发儿童游戏，使孩子掌握一些人际交往的技能，并在可能的情况下以身示范，陪孩子逐渐尝试着与同伴玩耍与交流。

此外，父母应注意在孩子的穿着、言谈、举止、生活习惯等方面尽量与周围的孩子保持一致，减少孩子因为与众不同而产生不自在的感觉。如果孩子在人际交往中表现出对抗或攻击的行为，则应予以制止和纠正，除了引导其注意与人友好共处及分享玩具、游戏之外，家长可主动安排与其他孩子及其家庭友好交往、积极互动，鼓励孩子邀请小伙伴来家做客，到幼儿园时，可邀邻近的小伙伴同行等。总之，父母的热情、积极、主动可以为孩子起到良好的示范作用。

6. 孩子性格内向怎么办？

所谓内向，其实是一个相对概念。有的家长把孩子话少理解为内向其实是存在偏差的。心理学认为，人的个性主要以外倾性与内倾性、稳定性与不稳定性来评定，根据这四个方面的不同特性，组合成不同的个性（也就是人们通常所说的性格）。个性在很大程度上取决于遗传与环境因素的相互作用，如果父母一方的个格偏内向，那孩子表现为内向的概率也相对较高。如果孩子个性稳定，并没有因为内向而出现情绪不稳定、烦躁、易怒等情况，家长就不必为此而担心，而是应该坦然接受和欣赏孩子的内敛与沉稳，不要给孩子贴上"内向"的标签或试图去改变。当然，如果孩子是因为自卑、羞怯或缺乏与同伴交往的能力与技巧而表现为内向，并表现出焦虑、烦躁、紧张、不安等时，家长就要有意识地减少对孩子的过多保护，鼓励孩子多与同伴交往，并教给孩子一些交往技巧。比如，先观察和了解其他孩子玩的内容，再赞扬他们玩的内容（积极地评价会让对方感到你对他感兴趣，会更容易接纳你），同时可以进行一些观察与模仿，再直接、礼貌地提出请求加入。此外，家长可多与老师沟通，争取得到老师与同伴的支持与鼓励，引导孩子逐渐变得活泼与开朗。

7. 孩子乱发脾气怎么办？

孩子发脾气是情绪控制不良的统称。人的情绪在不同的情境下有各种不同的表现。当外界情境不能满足自身的需要时，个人往往体验到受挫与阻碍，而表现出焦虑、烦躁、愤怒甚至发脾气。唇腭裂孩子由于自身疾病的原因，在幼年时就常常需要面对各种问题，他们会比同龄孩子遭受更多的挫折与痛苦。除此以外，人际关系受挫、父母及亲人的过分严厉或溺爱，都可能导致孩子的需要不能被合理满足，当需要不被满足时就可能产生各种负性情绪，而孩子对情绪的控制能力弱，多数以发脾气的形式来表达。

作为父母，需要懂得适当和合理满足孩子的要求，对于合理的要求应该主动满足，不能每次都等到孩子发脾气了才妥协。此外，将问题预先进行设置并坚决按照协定规则执行，比如进超市买东西，进去之前就跟孩子协商规定好只能买的品种或数量，让孩子学会节制自己。如果事先有过约定，即便孩子大哭大闹，家长也绝不要让步，而是进行冷处理。当然，这种训练需要从小时候、小细节着手。如果孩子发脾气，最好的处理方式就是冷处理，比如适当强制性地让他休息片刻、换种方式转移孩子的注意力、暂时的冷落等都可能会产生效果。久而久之，孩子就知道发脾气的方法没有效果了，就会停止用该方法来达到自己的目的。之后在父母的耐心教导下，再慢慢地学会自我控制情绪。此外，应引导孩子学会正确表达自己的需求，有意识地训练孩子延迟满足的能力以及适当控制自己情绪的能力。父母及直接养育者自身的心平气和、通情达理以及接纳包容也是对孩子最好的示范。

8. 家长应如何引导孩子远离自卑？

自卑是一种消极的自我评价，自己认为自己不如别人，从而产生害羞、退缩、自我封闭甚至抑郁等状态。自卑感的形成与早年的心理感受和经历密切相关。唇腭裂孩子由于畸形的影响，更易感到自卑。

作为家长，应从小就注意引导孩子。首先要引导其认识到自己的优点与长处。家长要善于发现并反复在孩子面前强调他（她）的优点，增强其自信。其次，引导孩子客观认识自身缺陷，不要过分关注自身缺陷或将自己的缺点过分放大，不要拿自己的短处与别人的长处比。培养孩子的多方面能力，让他（她）有机会体验到更多的成功经历。多与学校老师沟通，老师的欣赏与鼓励可以提升孩子更多的自信。此外，鼓励孩子多交朋友，因为来自同伴的关心和鼓励也有助于增强自信。作为家长，需要积极鼓励孩子，认可他（她）的优点，根据孩子的性格特点和自身能力鼓励他（她），而不是设置过高的标准、过分严苛的要求，或者时时处处限制孩子。应尽量与孩子建立相互信任的关系，成为他（她）的好朋友而不是一个严苛的监督者。来自家长的肯定与接纳，以及父母发自内心地对孩子充满信心、因孩子而自豪的状态更是孩子的自信之源。

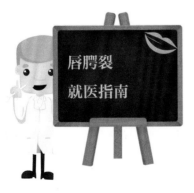

唇腭裂
就医指南

第四章

青春期至成人期唇腭裂的治疗
项目与方法

第一节 唇腭裂手术后牙颌面畸形
矫治的方法与护理

1. 唇腭裂患者牙颌面畸形的原因是什么？

唇腭裂患儿上颌骨自身的生长能力在一定程度上低于其他儿童，这是由疾病本身决定的。同时，为保证恢复良好的鼻唇形态和发音功能，需要在孩子幼年时进行唇裂、腭裂、牙槽突裂的整复手术。这些早期手术或多或少会对上颌骨造成手术创伤，遗留瘢痕，对上颌骨以后的生长产生干扰（图4-1-1）。在上颌骨生长受干扰，而下颌骨正常生长的情况下，就会逐渐表现出面部中份凹陷等继发颌骨畸形（图4-1-2）。颌骨畸形、牙槽骨断裂又导致牙齿缺乏足够有效的骨支撑，进而表现出牙齿错位、拥挤等牙畸形。

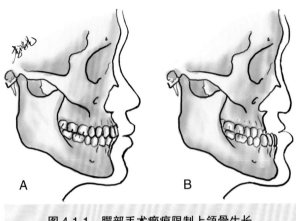

图 4-1-1　腭部手术瘢痕限制上颌骨生长
A.正常上颌骨　B.上颌骨生长受限

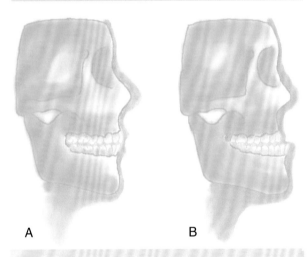

图 4-1-2　唇腭裂继发颌骨畸形特征性凹陷面型
A.正常面型　B.面中份凹陷

2. 如何预防唇腭裂患者牙颌面畸形?

　　唇腭裂患者牙颌面畸形的预防主要是减少手术操作对颌骨的损伤,包括慎重选择手术时间,更重要的是做到手术微创。应对孩子出现的反𬌗进行早期干预,防止牙颌面畸形进一步加重。同时,也要注意纠正孩子抿嘴、咬异物等不良习惯。

3. 唇腭裂患者牙颌面畸形的治疗时机与方法是什么？

牙颌畸形最早在 3~4 岁即可显现，表现为乳牙"地包天"。此时可予以非手术的牙齿正畸治疗，以解除反咬的下乳牙对上颌骨生长的限制，避免加重颌骨畸形，但无法改变上颌骨的生长潜能。

7~12 岁是另一个颌骨继发畸形的矫治时机。此期可通过外力刺激，促进上颌骨生长。大致方法是在牙列或上颌骨放置固位装置，通过配戴在面部的牵引装置，以橡皮筋或弹簧向前方牵拉颌骨，称为前牵引（图 4-1-3）。该方法创伤较小但效果确切。

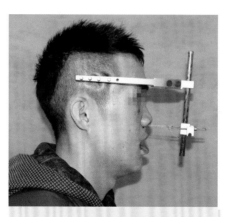

图 4-1-3　前牵引矫治面中份凹陷

若畸形遗留至成年尚未得到有效矫治，则需行颌骨矫正手术，将发育异常的颌骨分割后移动至正常的位置（图 4-1-4）。若颌骨移动量相对较小，可在术中即刻移动到位，即正颌手术。若移动量较大，则需要在术后持续牵引颌骨到正常的位置，称为牵张成骨。颌骨矫正手术效果确切，但复杂程度和创伤均较大。

总体来讲，在继发畸形发生的早期及时干预可以大大降低修复的难度

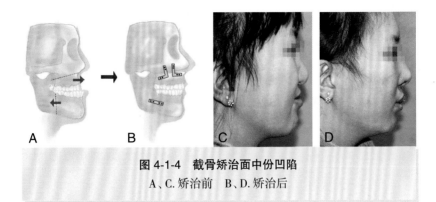

图 4-1-4　截骨矫治面中份凹陷
A、C.矫治前　　B、D.矫治后

以及复杂程度。对于家长来说，最好的方法是按照医生的要求及时复诊，以便准确地评估患儿颌骨的发育水平，及时予以相关的干预措施。

4. 小下颌的治疗时机与方法是什么？

对于不影响呼吸的小下颌畸形，可以等孩子成年以后再行正颌外科手术治疗。

但对于新生儿期的严重小下颌畸形，如果影响呼吸进食，造成反复吸入性肺炎，无法脱离呼吸器的情况下，则需要尽早行下颌骨的牵张，前移下颌骨，解除呼吸道的梗阻。

5. 牙颌面畸形手术前需要哪些准备？

颌骨矫正手术不同于鼻唇和口腔内的软组织手术，还要涉及颌骨这一硬组织，这意味着更大的手术创伤、更明显的术后疼痛以及更长的恢复过程。因此，患者及家属必须作好充足的心理准备。通过与医生的充分沟通交流，全面理解手术方式、预期效果以及可能的风险和并发症，树立起改善面型的决心和对手术效果的信心。

此外，在住院时间方面也需充分准备。正颌手术住院周期大约1~2周。

前牵引或牵张成骨在手术后还需要长达 1 个月的治疗周期。此外，颌骨矫正治疗在有条件的情况下最好配合牙齿矫正，需要每个月复诊。

6. 牙颌面畸形手术后如何护理?

手术后需要密切关注患者有无呼吸困难、口唇颜色以及血液内的氧含量水平。面颊手术区域予以绷带加压和冰敷等措施预防术后出血。同时，手术会在口内遗留伤口，在口内出现较多的分泌物，需要随时抽吸，密切观察伤口出血情况、有无频繁吞咽动作以及面部肿胀变化情况。

术后 2~3 天患者情况平稳后，营养摄入和口腔卫生维护成为护理的重点。患者在术后 1 个月内只能摄入流质饮食，家属应积极配合医生，提供足量、全面的营养支持，记录每日进食情况，为医生调整输液量提供参考。

7. 如何认识牙颌面畸形手术后的效果及变化?

对于牙颌面畸形手术后的效果，由于直接改变了面部的轮廓支架，患者的外形会发生巨大的变化，有时甚至需要重新办理身份证件。

与此同时，患者必须认识到术后即刻达到的效果可能会有一定程度的复发。尤其是畸形程度较重的情况下，之前手术遗留的瘢痕可能会将术中移动的颌骨"拉回"到原先的位置。有经验的医生会根据每名患者的具体情况做出不同程度的"过度矫正"。因此，患者应对术后恢复阶段出现的效果变化有心理准备。术后效果一般在半年左右稳定下来。

面部骨骼恢复正常形态后，原有的鼻唇畸形可能会显得更明显，这是因为原本的面型异常部分掩饰了鼻唇畸形，面型恢复后，鼻唇畸形就显得更加突出了。此时就需要后续针对鼻唇的软组织行二期手术进一步改善容貌。

8. 牙颌面畸形手术后何时复诊？复诊有哪些内容？

牙颌面畸形术后复诊的主要目的在于评估效果的稳定情况，以便必要时予以早期干预。一般建议在术后 1 个月第一次复诊，无特殊并发症即可开始必要的牙齿正畸治疗。正畸治疗一般需要每个月复诊。此外，可以在术后半年左右考虑去除植入的钛板，术后 1 年拍摄 CT 评估最终整复效果。

第二节 唇腭裂患者颌面整形美容的 方法与护理

1. 唇裂患者的鼻部综合整形手术是什么？

对于唇裂患者的鼻畸形，不单纯满足恢复两侧鼻翼、鼻孔形态的对称性，而要按照美鼻的要求，通过植入适当材料来改变鼻的高度和形态的手术，就是鼻部综合整形手术，包括植入物隆鼻术、鼻头缩小术、鼻翼缩小术、鼻背整形术、鼻孔缩小术、鼻小柱延长术、朝天鼻矫正术、驼峰修复术等。

2. 唇裂患者的化妆修饰术怎么做？

针对唇裂术后不同患者的唇部畸形特点，采用一些化妆方法与技巧，为唇部畸形进行"伪装"，可以获得一些手术以外的美学效果，从而达到较为满意的修饰效果。

（1）瘢痕明显者的化妆方法：合理运用遮瑕膏，一般常规进行粉底液打底后，再选用比白唇本身肤色稍深色系的遮瑕膏遮盖白唇瘢痕，选取比唇色稍深色系的口红遮盖红唇瘢痕（图 4-2-1，图 4-2-2）。

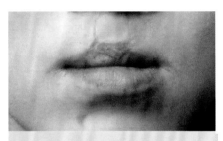
图 4-2-1　化妆前（白唇瘢痕明显）

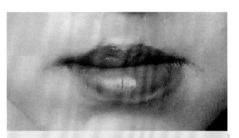
图 4-2-2　化妆后（白唇瘢痕相对不明显）

（2）人中不显者的化妆方法：先用高光笔或浅色唇线笔，根据健侧人中嵴形态勾勒出患侧人中嵴，同时用少量阴影粉或遮瑕膏在人中窝打阴影，利用光影效果，达到重塑人中嵴和人中窝的目的（图 4-2-3，图 4-2-4）。

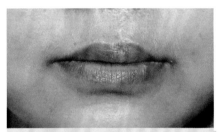
图 4-2-3　化妆前（人中嵴不明显）

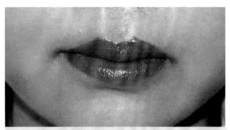
图 4-2-4　化妆后（人中嵴较明显）

（3）唇峰不显或唇峰不对称者的化妆方法：先标出 5 个标记点，即人中切迹、唇峰和唇弓，以便检查间距是否相等，再用唇线笔勾勒出唇线，然后选择合适颜色的口红完成唇部妆容（图 4-2-5，图 4-2-6）。

（4）裂隙侧红唇菲薄者的化妆方法：以健侧嘴角为基准，对照患侧，标记出患侧口角，再用适合的口红颜色定点患侧唇峰，然后用唇线笔勾勒出唇线，再对称地描绘出唇部妆容（图 4-2-7，图 4-2-8）。

当然并不是所有类型的、所有程度的唇部畸形都可以通过化妆取得明

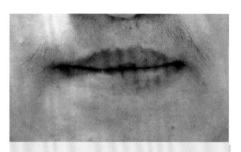

图 4-2-5　化妆前（唇峰对称性不佳）

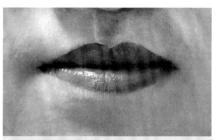

图 4-2-6　化妆后（唇峰基本对称性）

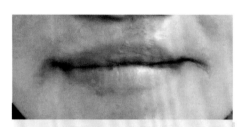

图 4-2-7　化妆前（裂隙侧红唇菲薄）

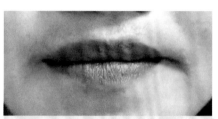

图 4-2-8　化妆后（裂隙侧红唇变得丰满）

显的效果，比如口哨畸形、红唇下坠、红唇切迹等这些类型的唇部畸形难以通过化妆技术得到较好的改善，需要手术二期整复。

3. 激光去瘢痕的方法与注意事项是什么？

　　唇裂伤口愈合后会有瘢痕的形成。瘢痕一旦形成是很难再自行恢复的，所以如果想去除瘢痕的话，必须借助外力。激光祛瘢是现在美容整形技术中用于去除瘢痕的常用方法，一般选择 CO_2 点阵激光治疗。点阵激光治疗是用激光在皮肤上均匀地打上微细的小孔，激光可以穿透真皮深层，改善皮肤的血液循环，使真皮层的弹性纤维重新排列、胶原组织重塑而达到去瘢的作用（图 4-2-9，图 4-2-10）。并且激光具有针对性，所以也不会影响周围的组织，治疗效果非常安全。手术缝线脱落后 1 周即可治疗，整个治疗过程需要大约 1 个小时就能完成，无需住院。一般来说激光去瘢需要 1 个疗程，3~5

次的治疗，每次间隔时间为 1~2 个月。

点阵激光治疗的注意事项：

（1）为达到最佳效果，患者在治疗前 1 周或在治疗过程中，应避免阳光照射及日光浴，可涂抹防晒的药膏和乳液。

（2）在治疗当天，不应使用化妆品，擦护肤霜或其他洗液，若已使用患者必须仔细清洁皮肤上的任何化妆品、面霜或乳液。

（3）治疗后创面禁止擦拭，应立即用冰袋冷敷 30 分钟，创面涂抹重组人表皮生长因子，每 3~4 个小时涂抹一次，保证创面的湿润环境以利愈合。创面要保持清洁。药物和渗出物会形成痂皮，应待其自行脱落。7 天内不可沾水，1 周后痂皮会逐渐脱落。

部分患者可能会出现色素沉着，如果出现色素沉着，4 周左右达到高峰，以后会逐渐消退。

（4）治疗区不能长时间阳光直射，术后 3 个月内严格防晒，痂皮脱落后可使用防晒霜（SPF ≥ 30）并戒烟酒及刺激性的食物。

激光治疗上唇部瘢痕，只能改善现有的瘢痕状况，无法恢复至正常皮肤，治疗可能需要多次才有明显改善。

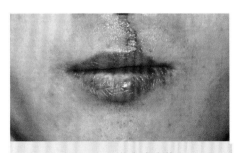

图 4-2-9 激光治疗前

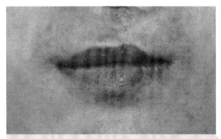

图 4-2-10 激光治疗后

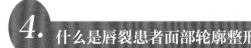

4. 什么是唇裂患者面部轮廓整形？

唇裂患者面部轮廓整形是通过对面部骨骼的切除、充填、移位，来改善面部形态，使脸型和五官显得和谐、匀称。医生会根据患者脸型、脸部骨骼的曲线和形态，采取突出脸部曲线和形态的术式，例如下颌角缩小整形术、上颌前部截骨术，让唇裂患者的脸庞焕然一新。

第三节　青春期及以后的心理咨询

1. 家长应如何关注青春期孩子的心理健康？

青春期属于特殊时期，被称为困难期、危机期，生理发育的快速增长与心理的半成熟状况让这个时期孩子的心理状态主要表现为矛盾与冲突。随着第二性征和性功能的发展，孩子开始出现性好奇和接近异性的欲望，但由于环境和舆论的限制却不得不被压抑，因此他们往往处于莫名的烦躁与不安之中。此外，青春期的心理自我意识飞跃发展，他们开始强烈关注自己的外貌和体征以及自己的人格特征和情绪特征。其心理状况主要表现为：情绪不能自控，有时激烈、粗暴甚至失控，有时情绪高涨、热情洋溢，有时消极低沉、孤独压抑。尤其在父母面前更容易失控，多表现为与父母对抗。

面对青春期的孩子，父母应给予充分的理解和接纳，要意识到孩子对父母的反抗正是他要脱离对父母的依赖走向独立成熟的心理发展过程。家长应尽量避免与孩子正面冲突，在孩子爆发情绪时以暂时回避等冷处理措施来应对。鼓励孩子交友，建立积极的人际关系。适当给孩子关于性与异性相处的知识引导。当孩子出现对父母或老师的"批判"或品头论足时，应以倾听为主，不要过多评判和纠正。此外，对于唇腭裂孩子来说，有意识地锻炼其面对外界议论的心理承受力，纠正过于偏执的认知（避免钻牛角尖），训练其积极的自我心理暗示能力显得尤为重要。总之，家长应以陪伴和等待的心态，并尽量调整好自己的心理状态，帮助孩子顺利度过青春期。

2. 人际关系对心理健康有什么影响？

人是社会的一份子，需要与人交往，归属于一定的社会团体，需要得到他人的爱与尊重，这些社会需要是与吃饭、穿衣等生理需要同等重要的。否则，将使个体丧失安全感进而影响心理健康。社会学与人类学的研究认为，群体合作具有生物保存与适应的功能，如果没有群体的合作，不仅是人类，许多生物都得灭绝。马克思也说：人的本质是各种社会关系的总和。可见，人际关系对个人心理健康的影响有着重要的作用。

心理学有一种观点，认为大部分心理问题都可以归结为人际关系的问题。唇腭裂患者可能比常人面临更多的外界压力，也可能由于自身原因，在人际关系方面表现地更为敏感或退缩，导致其社会支持度较低，产生一系列问题。作为家长或已经成年的患者本人，应充分认识到人际关系对个人心理健康的重要意义，以积极肯定的心态加强自我认识，做一个乐于交往的人，自觉主动地与他人和谐相处，建立积极的人际关系。尽量用接纳的心态面对不同性格、不同价值观的人，凡事往正面看，避免消极、负面的看法或过分钻牛角尖。适当培养幽默感，用一种放松豁达的心态面对人与事。总体说来，积极开放、接纳包容的状态较封闭内向、敏感退缩更容易为自己争取到相对更好的人际关系，从而为自己争取到更多的社会及心理支持。

3. 唇腭裂患者应如何面对就业与工作的压力？

长大成人的唇腭裂患者，和普通人一样，开始离开校园走向社会，面临着就业的压力。由于面部瘢痕、腭裂语音以及异常的容貌，在就业与工作方面，他们比常人承受着更大的压力、面临着更多的困难，甚至可能在面试过程中遭受不公平待遇或歧视。这样的经历可能会激发患者的自卑感，导致其抑郁、悲观、逃避。作为患者本人，对此应当有一个正确的认识，当今社会，就业压力是一个普遍问题，绝大部分同龄人都面对着这样的问题。所以，不要将失败完全归结于自身缺陷或抱怨外界不公。如果遭遇不顺利，应通过向父母或好友等亲密的人倾诉，主动释放心中的不良情绪，重塑信心，或者有意识地暗示自己逐渐忘记不愉快的经历，以较强的心理承受能力来适应和面对，减少对心理的伤害。通过一段时间的调整，再重新开始。在工作种类方面，可以注意扬长避短，技术型工作相对于经常与人打交道的职业，可能更有利于患者心理上的放松和良好感受。调整自身期望值，先就业、后择业，自主创业，选择在二线或三线城市就业等都是一些切实可行的方法。

工作后，患者将面对崭新的工作和生活环境，周围人的态度和看法，甚至说话的语气都将影响着唇腭裂患者的心理，他们不自觉的异样的眼光或好奇，即使是善意的询问，也容易让患者认为自己和其他同事有差异，认为自己被同事看作异类或不健康的人，觉得自己会被别人背地里议论或嘲笑，感觉自己将遭到同事的排挤或疏远，由此感到压力和紧张。为此，患者本人应注意尽量不要过度敏感、多疑，多以开放积极的状态与同事友善相处，为自己创造更为宽松的工作人际氛围。

4. 唇腭裂患者应如何正确面对自身婚恋问题？

在恋爱和婚姻上，容貌的异常或腭裂特有的语音不利于异性对唇腭裂患者形成正性、良好的评价，也有一些潜在的婚恋对象会认为唇腭裂是因为基因异常而担心子女也会患病，一些愚昧的迷信者甚至会担心与唇腭裂患者结合会招惹坏运气而不愿与他们谈恋爱、结婚。为此，患者本人应有客观的认识及充分的心理准备，并适当地调整自己的期望，不要将婚恋上遭遇的困难完全归咎于自己的缺陷。一些遭遇不顺的患者会拒绝恋爱和婚姻，选择单身生活。其实，婚姻对于个人生活具有深刻的意义和重大的影响。美满的婚姻对唇腭裂患者是一种获取社会支持的重要途径，可以让患者内心变得更为强大，加速心智的成熟。幸福的生活和伴侣的互助互爱在一定程度上有利于患者忘却以往生活中的不悦经历和抚平曾经的心灵挫伤，增强应对各种压力的能力，激发内在的潜能。作为患者本人，应充分认识自己的优点，发展自己的各项能力与技能。此外，应尽量克服自卑心理，积极参加社会活动，多与陌生人接触，增加认识恋爱对象的机会，以积极主动的状态为自己赢得幸福。

5. 唇腭裂患者如何克服对孕育下一代的担心？

子女是否也会患唇腭裂，可能是每位准备成为爸爸或妈妈的唇腭裂患者及其家人关心的问题。目前公认唇腭裂是一种多因素的疾病，基因遗传因素的确是发病的因素之一，唇腭裂患者子女患唇腭裂的概率比普通人高，但这并不意味着后代一定会患唇腭裂。尽管如此，大多数唇腭裂患者还是承受着比一般准父母更大的精神压力。为此，准父母多掌握唇腭裂相关遗传知识的第一手资料十分重要，科学的遗传咨询、充分的孕前准备（如戒烟戒酒、加强营养、防止感冒等）、完善的孕期筛查等都是优生优育的技术和手段。此外，孕妈妈要注意保持心情愉快，这也是促进优生的手段之一。当然，作为准父母，也需要提前作好万一孩子也可能患唇腭裂的心理准备。经调查，唇腭裂患者总体智力水平在正常范围内，而且凭借现在的医疗技术手段是可以取得较好治疗效果的，目前也有医保、基金以及微笑列车、微笑行动等慈善项目可以资助唇腭裂的治疗费用。当作好应对坏情况的心理准备后，唇腭裂患者作为准父母就可以在心理上保持轻装上阵的状态，勇敢面对孩子的诞生。

6. 唇腭裂患者在何种情况下应接受心理检查与治疗?

　　研究表明,唇腭裂患者在不同年龄段、成长的不同时期,甚至长大成人后面对不同的情境和特殊困难时,都可能比正常人存在更多的心理压力,但这并不意味着他们患心理疾病或产生严重心理问题的比例高于常人。

　　患者及其家长如果出现以下情况应主动寻求心理医生的帮助,进行专业的心理检查与治疗:①遭受强烈的痛苦或打击,个人或在亲友帮助下无法排解;②不良情绪或痛苦感受的时间持续 1 个月以上;③出现明显的感觉异常、知觉异常或思维异常的情况;④心理因素导致出现社会功能障碍,不能进行正常的学习、工作或社会生活的情况。此外,唇腭裂患者家长最需要心理帮助的时期还包括胎儿被检出唇腭裂时、孩子出生时、孩子接受首次手术前的时期。

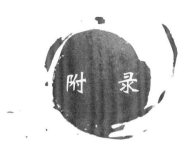

中华口腔医学会唇腭裂专业委员会
医疗单位就诊信息

单位名称	地址
安阳市第六人民医院	河南省安阳市中华路
蚌埠医学院第一附属医院	安徽省蚌埠市长淮路 287 号
北京大学口腔医院	北京市海淀区中关村南大街 22 号
北京协和医院	北京市东城区帅府园一号
北京嫣然天使儿童医院	北京市朝阳区望京东园 519 号
沧州市人民医院	河北省沧州市清池大道 7 号
重庆三峡中心医院	重庆市万州区新城路 165 号
重庆医科大学附属儿童医院	重庆市渝中区中山二路 136 号
重庆医科大学附属口腔医院	重庆市渝北区松石北路 426 号
大连医科大学附属第一医院	辽宁省大连市中山路 222 号
福建医科大学附属协和医院	福建省福州市鼓楼区新权路 29 号
广东省妇幼保健院	广东省广州市番禺区兴南大道 521 号

单位名称	地址
广西科技大学第一附属医院	广西壮族自治区柳州市柳北区跃进路124 号
广西医科大学附属口腔医院	广西壮族自治区南宁市双拥路 10 号
广州市妇女儿童医疗中心	广东省广州市人民中路 318 号
广州医科大学附属口腔医院	广东省广州市荔湾区黄沙大道 39 号
贵阳市口腔医院	贵州省贵阳市南明区解放路 253 号
哈尔滨医科大学附属口腔医院	黑龙江省哈尔滨市南岗区一曼街 143 号
海口市人民医院	海南省海口市海甸岛人民大道 43 号
海南省农垦总医院	海南省海口市白水塘路 48 号
合肥市第一人民医院	安徽省合肥市淮河路 390 号
河南大学第一附属医院	河南省开封市西门大街 357 号
河南省第二慈善医院	河南省焦作市迎宾大道星光路 369 号
华中科技大学同济医学院附属协和医院	湖北省武汉市解放大道 1277 号
吉林大学口腔医院	吉林省长春市清华路 1500 号
江苏省口腔医院	江苏省南京市汉中路 136 号
江西省儿童医院	江西省南昌市东湖区阳明路 122 号
江西省人民医院	江西省南昌市爱国路 92 号
空军军医大学第三附属医院	陕西省西安市长乐西路 145 号
兰州军区总医院	甘肃省兰州市七里河区南滨河中路 333 号
聊城市人民医院	山东省聊城市东昌西路 67 号
南昌大学附属口腔医院	江西省南昌市福州路 49 号
南京大学医学院附属口腔医院	江苏省南京市中央路 30 号
南京医科大学附属儿童医院	江苏省南京市广州路 72 号
南阳市口腔医院	河南省南阳市光武中路 758 号
宁夏医科大学总医院口腔医院	宁夏回族自治区银川市兴庆区胜利南街804 号

续表

单位名称	地址
青岛大学附属医院	山东省青岛市市南区江苏路 16 号
青岛市海慈医疗集团	山东省青岛市人民路 4 号
山东大学齐鲁医院	山东省济南市文化西路 107 号
山东省立医院	山东省济南市经五纬七路 324 号
山西省儿童医院	山西省太原市新民北街
山西医科大学第一医院	山西省太原市解放南路 85 号
汕头大学医学院第二附属医院	广东省汕头市东厦北路
汕头市中心医院	广东省汕头市外马路 114 号
上海交通大学医学院附属第九人民医院	上海市制造局路 639 号
深圳市第二人民医院	广东省深圳市福田区笋岗路
石家庄市第一医院	河北省石家庄市长安区范西路 36 号
首都医科大学附属北京口腔医院	北京市东城区天坛西里 4 号
四川大学华西口腔医院	四川省成都市人民南路三段 14 号
天津市口腔医院	天津市和平区大沽路 75 号
天津医科大学口腔医院	天津市和平区气象台路 12 号
温州医科大学口腔医学院·附属口腔医院	浙江省温州市鹿城区广场路 183 号
武汉大学口腔医院	湖北省武汉市洪山区珞喻路 237 号
武汉一六一医院	湖北省武汉市黄浦大街 68 号
西安交通大学口腔医院	陕西省西安市新城区西五路 98 号
厦门长庚医院	福建省厦门市海沧区霞飞路 123 号
襄阳市口腔医院	湖北省襄阳市建华路 6 号
新疆维吾尔自治区人民医院	新疆维吾尔自治区乌鲁木齐市天山区天池路 91 号
新疆医科大学第一附属医院	新疆维吾尔自治区乌鲁木齐市鲤鱼山南路 137 号
伊犁州新华医院	新疆维吾尔自治区伊犁州伊宁市解放南路 1 号

续表

单位名称	地址
云南省第二人民医院	云南省昆明市青年路 176 号
云南省第一人民医院	云南省昆明市西山区金碧路 157 号
郑州大学第一附属医院	河南省郑州市建设东路 1 号
中国医科大学附属口腔医院	辽宁省沈阳市和平区南京北街 117 号
中国医学科学院整形外科医院	北京市石景山区八大处路 33 号
中南大学湘雅二医院	湖南省长沙市人民中路 139 号
中南大学湘雅医院	湖南省长沙市湘雅路 87 号
中山大学附属口腔医院	广东省广州市陵园西路 56 号
遵义医学院附属口腔医院	贵州省遵义市大连路 143 号

注：以上排序以首字拼音为序